Su peso ideal

Las mejores técnicas para perder peso y mantenerse esbelto ¡para siempre!

Rodale Press, Inc.
Emmaus, Pennsylvania

editado por Abel Delgado y los editores de la revista *Prevention*

Aviso

Este libro sólo debe utilizarse como volumen de referencia, y no como manual de medicina. La información que se ofrece en el mismo tiene el objetivo de ayudarle a tomar decisiones con conocimiento de causa acerca de su salud. No pretende sustituir ningún tratamiento que su médico le haya indicado. Si sospecha que tiene algún problema de salud, lo exhortamos a buscar ayuda de un médico competente.

Editor en jefe de Ediciones Prevención: Abel Delgado
Traducción al español: Angelika Scherp
Diseñadora de la tapa e interior: Tanja Lipinski-Cole
Tipografía: JDV Typesetting, Reseda, California
Corrección de estilo: Patricia Duarte Bunch
Creación del índice: Francine Cronshaw

Library of Congress Cataloging-in-Publication Data

> Su peso ideal: las mejores técnicas para perder peso y mantenerse esbelto ¡para siempre! / editado por Abel Delgado y los editores de la revista Prevention.
>   p.   cm.
> Includes index.
> ISBN 1-57954-039-2 paperback
> 1. Weight loss.   I. Delgado, Abel.   II. Prevention Health Books.
> RM222.2.S883   1999
> 613.2'5—dc21   98-45145

Distribuido a las librerías por St. Martin's Press

2   4   6   8   10   9   7   5   3   1   rústica

Los asesores médicos
de Ediciones Prevención

El doctor Héctor Balcázar, Ph.D.
Profesor adjunto de nutrición comunitaria y salud pública en el Departamento de Recursos Familiares y Desarrollo Humano, así como catedrático adjunto en el Centro Hispano de Investigación, ambos ubicados en la Universidad Estatal de Arizona en Tempe, Arizona.

La doctora Hannia Campos, Ph.D.
Profesora auxiliar de nutrición en la Escuela de Salud Pública de la Universidad Harvard en Boston, Massachusetts. Ella también es miembro del comité planificador de la Pirámide Dietética Latinoamericana y una profesora adjunta visitante del Instituto de Investigación de la Salud en la Universidad de Costa Rica.

El doctor en medicina Elmer Emilio Huerta
Director del Centro de Evaluación del Riesgo de Cáncer y Chequeo Médico (Cancer Risk Assessment and Screening Center) del Instituto de Cáncer de la ciudad de Washington, D.C. El Dr. Huerta también es el presentador del programa de radio *Cuidando Su Salud*, el cual es sindicado internacionalmente y tiene más de 10 millones de oyentes.

El doctor en medicina Hugo Muriel
Director médico del Centro de Cuidado Diabético y del Departamento de Endocrinología en el Centro Médico Masónico de Illinois en Chicago, Illinois. La revista *US News and World Report* (Noticias de los EE.UU. y Reportajes Mundiales) ha nombrado al departamento del Dr. Muriel como uno de los mejores en el país. Además, el Dr. Muriel es el fundador de Hispanocare, una red de médicos hispanos en Chicago.

ÍNDICE

PRIMERA PARTE

¡USTED SÍ PUEDE!

Cómo llegar a su peso ideal

Si alguna vez ha querido darse por vencido en la lucha continua de
bajar de peso, ¡no lo haga! El sobrepeso es un problema que afecta
mucho más que su aparencia.

Usted desea tener una figura de modelo. Bien, pero ¿cuántas libras
debería perder para mejorar tanto su apariencia como su salud? Aquí le
explicamos cómo establecer cuál es el mejor peso para usted.

Si queremos eliminar la grasa en nuestro cuerpo, tenemos que empezar
por reducir la cantidad de grasa que entra en el mismo. Descubra los
nuevos secretos para decirle goodbye a la grasa.

Dicen que el amor entra por la cocina, y lo mismo se puede decir del
adelgazamiento. Aprenda cuáles utensilios e ingredientes necesita para
preparar comidas sabrosas y sanas.

No deje que el supermercado sabotee su nueva alimentación. Aquí le
enseñamos cómo conquistar la grasa cuando haga compras.

Hay muchas formas de renovar sus recetas favoritas para que le ayuden a adelgazar. Entérese de cómo se cocina para cuidar las caderas y cintura con la misma sabrosura de siempre.

A veces, mientras que reducimos la grasa y el colesterol, sin querer eliminamos nutrientes importantes de nuestra dieta. Aprenda cómo hacer las mejores elecciones sin poner su salud en peligro.

Tenemos unas buenas noticias para usted. No hay que sudar la gota gorda para bajar de peso. Con una cantidad moderada de ejercicio realizado a un paso templado, usted puede eliminar esas libras de más para siempre.

No se asuste. No le estamos diciendo que tiene que convertirse en un fisiculturista. Pero sí le enseñamos cómo tonificar su cuerpo fácilmente para que queme calorías aun cuando está viendo la tele.

Segunda Parte

ETERNAMENTE ESBELTO

Medidas claves para mantenerse en su peso ideal

Usted come porque está aburrido, por tener algo que hacer o porque está deprimido. Algunas veces, come sin darse cuenta de lo que está haciendo. Si quiere llegar a su peso ideal, necesita hacer unos cambios sencillos pero superefectivos. Aquí le explicamos cómo lograr esos cambios claves para tener una linda figura.

Casi todo el mundo empieza una dieta con el ánimo por las nubes. Pero luego, ¿qué hacemos cuando nos damos cuenta que nuestra nueva alimentación es de para siempre . . . y ya no sentimos ganas de seguir con ella?

TERCERA PARTE

RECETAS PARA LLEGAR A SU PESO IDEAL

Muchas personas piensan que "bajo en grasa" también significa bajo en sabor. Pero no hay que torturar su paladar para adelgazar. Prueba estas ricas recetas y verá.

CUARTA PARTE

TABLAS ALIMENTICIAS

Hoy es más fácil que nunca reducir la grasa dietética, ya que los fabricantes están creando más y más productos bajos en grasa. Aprenda cómo aprovechar estas nuevas opciones.

¿Piensa usted que sabe más o menos cuáles comidas son altas o bajas en grasa? Bueno, como dice la canción, la vida te da sorpresas —¡y los alimentos también! Aquí están las comidas que más engañan a los que desean adelgazar.

Si se le antoja un bocadillo, no hay que recurrir a las papitas fritas o los dulces. Aquí tenemos casi 100 comiditas perfectas para merendar —todas bajas en grasa y calorías.

INTRODUCCIÓN

Tal vez usted se está preguntando si este libro realmente puede ayudarlo a bajar de peso.

Bueno, la verdad es que sí puede, pero los beneficios de este libro van mucho más allá que ayudarle a ponerse esa minifalda supercorta o lucir un cuerpo escultural en la playa.

Se trata de su salud y inclusive la de su familia también. El 40 por ciento de las latinas tiene sobrepeso. Entre los hombres latinos, el 31 por ciento está excedido de peso.

Aparte de la apariencia, el problema más grave del sobrepeso es que éste está vinculado con muchos otros problemas de la salud, entre ellos la diabetes, las enfermedades del corazón, el derrame cerebral, la alta presión arterial, el colesterol alto y el artritis. No es nada asombroso que estas afecciones sean las que más afectan a los latinos, sin importar su raza o país de origen. He aquí unas cifras: 1.3 millones de los latinos padecen diabetes, y somos tres veces más propensos a sufrir las complicaciones de esta enfermedad, las cuales incluyen ceguera y amputación de miembros, que las personas que no son latinos. La enfermedad del corazón es el asesino número uno de latinos, tanto en los Estados Unidos como en Latinoamérica. El 14 por ciento de las latinas tiene la presión arterial alta, el derrame cerebral es la tercera causa de muerte entre las latinas y es la sexta entre los latinos. Casi un millón de latinas mayores de 15 años sufren de la artritis, lo que indica que este problema no sólo afecta a personas mayores sino también a mujeres muy jóvenes, casi niñas.

Sin embargo, no estamos haciendo mucho al respecto. Más cifras: el 62 por ciento de los latinos tiene un estilo de vida sedentario, y más del 90 por ciento de latinas informan que no hacen ejercicios regularmente.

Esto se debe a varias razones, una de las principales siendo la falta de información en español sobre cómo bajar de peso. Por eso hemos publicado este libro. En vez de ofrecerle una más de esa dietas que están de moda por un tiempo y luego se olvidan, acudimos a los expertos en perder peso para brindarle un programa completo —comprobado por estudios científicos— que abarcara la alimentación, los ejercicios y la motivación.

Después de hablar con los expertos, descubrimos que no hay soluciones mágicas para adelgazar. Sí, uno puede seguir una dieta por un tiempo o tomar pastillas o bebidas, pero nada de esto funciona a largo plazo. La verdad es muy sencilla: para bajar de peso, tenemos que reducir la cantidad de alimentos altos en grasa que comemos y hacer ejercicios. Aparte de los elementos físicos, nuestro estado emocional y mental juegan un papel importante en el adelgazamiento.

Por lo tanto, hemos integrado todo esto en *Su peso ideal*. En la Primera Parte, le ayudamos primero a establecer cuál es su peso ideal según su edad y estatura. Después de que ya tenga su meta, exploramos lo físico —empezando por lo que come. Le enseñamos cómo mejorar su alimentación para que sea baja en grasa. La idea no es privarse, sino hacer unos cambios sencillos y permanentes en los alimentos que compra y la forma en que los cocina. Después le explicamos cómo usted puede aprovechar de ejercicios para quemar muchas calorías y tonificar su cuerpo. Realmente le sorprenderán los resultados que uno puede obtener con un esfuerzo moderado.

La Segunda Parte abarca los aspectos sicológicos para perder peso. Para bajar de peso y mantenerse en forma, los estudios han demostrado que uno tiene que cambiar sus costumbres, motivarse, y sobrellevar problemas como el estrés y las tentaciones que se presentan cuando se come afuera o en los días de fiestas. Aquí le enseñamos cómo usar cambios de conductas y trucos de motivación para sobrellevar estas situaciones especiales.

Además, al final del libro, le brindamos recetas bajas en grasa que no sólo provocarán a su paladar, sino que también le darán la base para poder modificar sus propias recetas favoritas para que sean bajas en grasa. Y si está de compras y quiere buscarse unas comidas sanas para su nueva alimentación, tan sólo tiene que llevar este libro consigo y consulta las tablas alimenticias de comidas bajas en grasa, las cuales están ubicadas después de las recetas.

Como ya verá, *Su peso ideal* no ofrece una dieta o un programa estricto donde hay que comer tal alimento en tal día, hacer tal ejercicio en tal día, etcétera. En cambio, brinda toda la información básica que necesita para adelgazar. Así, usted puede adaptar estos consejos a su propio estilo de vida y desarrollar un programa de bajar de peso hecho a su medida.

Una vida nueva —y más larga— lo espera dentro de esta páginas. Una vida libre de enfermedades como las que mencionamos anteriormente, y además, más energía para gozar de todo lo que la vida nos brinda, inclusive las minifaldas, bikinis y hasta los piropos. Pues, vamos a empezar, y le deseo toda la suerte del mundo para que pueda lograr llegar a —y mantener— su peso ideal.

Cordialmente,

Abel Delgado

Abel Delgado
Editor
Ediciones Prevención

PRIMERA PARTE

¡USTED SÍ PUEDE!

Cómo llegar a su peso ideal

LOS BENEFICIOS
DE ADELGAZAR

Todos ya sabemos que el sobrepeso hace daño. No sólo impide que luzcamos esbeltos con traje de baño, sino que también hace daño a la salud. Pero ¿qué tanto perjudican la salud esas libritas (o kilitos) de más? *Muchísimo*, para decirlo con franqueza.

Si alguna vez le ha faltado un poco de motivación para comer mejor, hacer más ejercicio y deshacerse de ese exceso de peso, siga leyendo. Antes que nada queremos decirle que diversos estudios han relacionado el sobrepeso directamente con las principales causas de muerte en los Estados Unidos hoy en día: enfermedades del corazón, derrame cerebral y diabetes. Además, el exceso de peso tiene que ver con muchísimos

(continúa en la página 6)

MUCHA GRASA, MUCHOS PROBLEMAS

Una alimentación alta en grasa hace crecer la pancita, pero eso no es lo único ni lo peor. Entérese de los otros efectos que tiene en su cuerpo.

Parte del cuerpo	Problema o enfermedad
Cerebro	Derrame cerebral
Tráquea	Ronquidos más fuertes
Corazón	Dilatación
Senos	Cáncer
Hígado	Cirrosis
Vesícula biliar	Cálculos biliares, cáncer
Riñones	Cálculos renales
Páncreas	Diabetes
Ovarios	Esterilidad, cáncer
Útero	Cáncer
Cuello del útero	Cáncer
Huesos de la cadera, la rodilla y el tobillo	Artritis

CÓMO DEJAR DE FUMAR SIN ENGORDAR

La gente deja de fumar por las mismas razones por las que quiere bajar de peso: para verse mejor y disfrutar de mejor salud. Sin embargo, estas razones no siempre bastan para empujarlos a renunciar al cigarrillo. Muchos quieren dejar de fumar, pero lo siguen haciendo porque temen que vayan a subir algunas libras. Su miedo tiene fundamento. Muchos exfumadores suben de peso en cuanto renuncian al cigarrillo. Las causas son varias. En primer lugar, la nicotina acelera el metabolismo y las calorías se queman más rápidamente. Por lo tanto, cuando se deja de fumar, muchas veces el metabolismo se vuelve más lento y las calorías no se queman con la misma eficiencia.

En segundo lugar, muchos exfumadores, acostumbrados a tener la boca y las manos ocupadas, también empiezan a comer todo el tiempo entre comidas, frecuentemente sin darse cuenta. Por lo tanto, empiezan a consumir más calorías, las cuales se acumulan y de repente ya suman varias libras de más.

Por último, la nicotina inhibe los niveles de insulina del cuerpo. La insulina es la hormona que le ayuda a su cuerpo a utilizar el azúcar y a controlar el antojo por lo dulce. Cuando los fumadores dejan el cigarrillo, a veces aumenta su gusto por los pasteles y las galletas. Por todo esto, el miedo del exfumador a subir de peso tiene su buena razón de ser. Sin embargo, no pierda la esperanza, porque sí existe una solución. Es posible dejar de fumar y evitar, al mismo tiempo, esas libras no deseadas. Hay varias cosas que usted puede hacer al respecto.

Mantenga una alimentación saludable y equilibrada. Para esos momentos en que el antojo de comer algo entre comidas se vuelve irresistible, coma vegetales picados o *pretzels* o tómese un vaso de té helado sin azúcar o uno de agua mineral.

Haga ejercicio. Si usted no está acostumbrado a hacer ejercicios, será necesario que diseñe un programa de ejercicios, aunque sólo sea modesto, para compensar la lentitud de su metabolismo. Algunos exfumadores afirman que es mucho más fácil empezar con los ejercicios desde uno o dos meses antes de dejar de fumar. Así, cuesta menos trabajo hacer que los ejercicios sean una parte permanente de su rutina diaria. Es mucho más difícil dejar de fumar y acostumbrarse a hacer ejercicios al mismo tiempo.

Satisfaga su antojo de dulce. Pruebe un poco de yogur bajo en grasa o sin grasa, una barra de fruta congelada sin grasa o bebidas de fruta sin azúcar para niños.

Mantenga ocupada su boca. Mastique chicle sin azúcar o "fume" un cigarrillo de plástico. Ocupe sus manos con un trabajo de costura o en el jardín o tome una clase de computación.

Lleve un diario de su alimentación. Apunte con detalle en un cuaderno los alimentos que come y su estado de ánimo después de cada comida, lo que come entre comidas, la cantidad de agua que toma, los ejercicios que hace, los medicamentos o vitaminas que está tomando y el número de horas que duerme. También puede incluir la forma en que enfrenta los momentos de aburrimiento, irritación y estrés y cómo piensa manejarlos la próxima vez. Además, apunte los objetivos y los retos especiales que el día siguiente le trae en cuanto a su alimentación (una fiesta de cumpleaños o una cena en un restaurante, por ejemplo) y cómo piensa controlar las tentaciones que se le presenten. Un diario de este tipo le ayudará a identificar a tiempo cualquier cambio en sus hábitos alimenticios.

Busque una distracción. Trate de pensar en otras cosas que no sean fumar ni comer. Limpie el garaje, participe en un proyecto comunitario o inscríbase en un taller sobre algún tema que siempre le ha llamado la atención.

Participe en sesiones de ayuda para dejar de fumar. Estas sesiones no sólo le ayudarán a vencer la adicción al tabaco, sino que también lo apoyarán en su lucha contra esos deseos irrefrenables de comer más.

males más, algunos serios y otros no tanto, desde las venas varicosas hasta el insomnio.

En resumen, si usted desea disfrutar de una vida larga y saludable, todas las estadísticas indican que debe lograr y mantener su peso ideal. Es cierto, por otra parte, que existe una diferencia entre el simple sobrepeso y la obesidad clínica. Los problemas más serios de la salud se dan cuando una persona sufre de obesidad clínica, es decir, cuando rebasa su peso ideal en un 20 por ciento o más. Sin embargo, no hace falta perder mucho peso para que su salud mejore considerablemente. Si usted padece hipertensión, por ejemplo, tan sólo 10 libras (5 kg) menos pueden ayudarle a bajar su presión arterial. Así lo afirman los funcionarios del Departamento de Salud Pública de Michigan.

Por lo tanto, a continuación mencionaremos algunos de los beneficios más importantes que su salud recibirá casi de inmediato en cuanto empiece a adelgazar.

Un corazón más saludable

Todos los años, más de 900,000 estadounidenses mueren de una enfermedad cardíaca. Casi la mitad de las víctimas son mujeres. Cada año, otros 1.25 millones sufren un ataque cardíaco sin consecuencias fatales. Y casi la tercera parte de los adultos en los Estados Unidos sufre de hipertensión, la cual puede provocar enfermedades del corazón y derrame cerebral, entre otros males. Una importante causa de todos los problemas mencionados es el sobrepeso. Piénselo: entre más rebase su peso ideal, más fuertemente tiene que bombear su corazón para cumplir con su trabajo y mayor es la presión a la que usted lo está sometiendo.

Si baja de peso, por el contrario, la hipertensión casi siempre baja. El Grupo de Investigación sobre la Obesidad de la Universidad de Pensilvania realizó un estudio con personas afectadas de hipertensión. La presión arterial de casi todas estas personas descendió radicalmente casi desde que empezaron a llevar una dieta para adelgazar.

La comida también puede afectar su corazón. Según el tipo de comida que prefiera, sus arterias van a estar despejadas y permitirán que su sangre fluya libremente, o estarán tan tapadas como un fregadero lleno de grasa. Cuando la dieta es alta en grasa, sobre todo en las grasas saturadas de origen animal, las arterias se obstruyen con una sustancia pegajosa llamada placa. A la sangre le cuesta más trabajo circular por unas arterias llenas de placa. Por el contrario, si no más del 25 por ciento de las calorías totales de la dieta de una

¿PRACTICAN LO QUE PREDICAN?

¿Quiere bajar de peso? Una buena idea para empezar sería hacerle una visita a su médico familiar para ver qué opina y qué le puede aconsejar. Seguramente le dará muchas buenas indicaciones acerca de cómo ponerse a dieta sin perjudicar su salud. Sin embargo, según algunos estudios, eso no significa necesariamente que él (o ella) esté siguiendo sus propios consejos.

Sudler y Hennessey, un departamento de la empresa Young y Rubicam que se dedica a promover el cuidado de la salud así como los productos farmacéuticos, realizó una encuesta en 1993 de médicos. Resulta que más de la mitad (el 55 por ciento) de los médicos que trabajan en los Estados Unidos tienen sobrepeso. Desde luego han estado enterados de los beneficios de comer cinco porciones diarias de frutas y vegetales, pero sólo el 20 por ciento lo hace. Y el número impresionante del 66 por ciento de los médicos encuestados confesaron haber comido una golosina "la semana pasada".

"Me sorprendió el número de médicos que afirmaron tener sobrepeso", comenta John Chervokas, vicepresidente ejecutivo de Sudler y Hennessey, quien estuvo a cargo de la encuesta. "Además, el número de respuestas que recibimos fue mucho más grande de lo que esperábamos, lo cual demuestra que los temas de la dieta y la nutrición les interesan a los médicos. Por otra parte, ¡también es posible que sólo les interese la comida!"

persona provienen de cualquier tipo de grasa, la sangre fluye sin problema alguno y se reduce muchísimo el peligro de sufrir un ataque al corazón.

Menos peligro de diabetes

De todas las enfermedades serias, la diabetes es la que con mayor claridad puede atribuirse al sobrepeso. Once millones de estadounidenses padecen esta enfermedad, y el 90 por ciento de los diabéticos tienen la

CUANDO EL PESO BAJA, EL DESEO REGRESA

No faltan las buenas razones para perder peso. Y aquí le tenemos una más: ¡aumentará su apetito sexual!

La Dra. Ronette Kolotkin, directora del programa de investigación sobre el comportamiento en el Centro para Alimentación y Buena Forma Física de la Universidad de Duke en Durham, Carolina del Norte, realizó un par de estudios a fin de examinar la relación que existe entre el peso y la calidad de vida. Pidió a 64 personas excedidas de peso, quienes estaban a punto de someterse a un programa típico de pérdida de peso, que dieran su opinión acerca de una serie de comentarios sobre la manera en que el peso afectaba su calidad de vida. Seis de estos comentarios se referían a su vida sexual.

- "No me siento atractivo sexualmente."
- "Tengo poco o nada de apetito sexual."
- "No quiero que nadie me vea sin ropa."
- "Me cuesta trabajo cumplir sexualmente."
- "Evito en lo posible toda actividad sexual."
- "No disfruto las actividades sexuales."

Después de concluir un programa que incluía una buena alimentación y ejercicios para perder un promedio de entre 8 y 30 libras (4 y 13 kg), se les volvió a pedir su reacción a las mismas seis afirmaciones. Tanto los hombres como las mujeres contestaron de manera mucho más positiva.

"Afirmaron sentir mucho más deseo sexual y también sentirse ellos más atractivos sexualmente", dice la Dra. Kolotkin.

forma de diabetes no dependiente de insulina conocida como el "tipo II". Este tipo de diabetes es justamente el que más claramente se relaciona con el sobrepeso.

Sin embargo, "bajar de peso, aunque sea un poco", dice la Dra. Susan Zelitch Yanovski del Instituto Nacional para la Diabetes en Bethesda, Maryland, "puede reducir en importante medida el riesgo de volverse diabético, además de disminuir la concentración de azúcar en la sangre de las personas que ya tienen la enfermedad".

Una espalda y articulaciones más aliviadas

Unas libras de más alrededor de la cintura inevitablemente le exigen un mayor esfuerzo a la espalda. Las investigaciones han demostrado que un exceso de tan sólo 10 libras en la panza, centradas a 10 pulgadas (25 cm) delante de la columna, obliga a los músculos de la espalda a emplear una fuerza de 50 libras (22 kg) para compensar ese peso adicional.

"Más de la mitad de las personas en los Estados Unidos tendrán algún problema con la espalda en algún momento, y casi todos los médicos aconsejan a sus pacientes con sobrepeso que tienen problemas de la espalda que bajen de peso", dice la Dra. Yanovski.

Los médicos también sospechan que mantener bajo el peso ayuda a prevenir la osteoartritis al quitar una carga adicional a las articulaciones que de por sí tienen que soportar mucho, sobre todo a las rodillas. Casi el 10 por ciento de las personas mayores de 65 años —y más mujeres que hombres— sufren este problema de desgaste de las rodillas, y la obesidad tiene mucho que ver con su aparición. No obstante, si una mujer de 5'4" (1.62 m) de estatura que pesa 165 libras (74 kg) baja 11 libras (5 kg) de manera permanente, estará reduciendo en un tercio sus probabilidades de sufrir este problema.

Un embarazo y parto más fáciles

Entre más cerca esté usted de su peso ideal, más cómodo será su embarazo y parto, indica la dietista certificada Joann Heslin. "Si una mujer se encuentra en buena forma física, podrá soportar más fácilmente el trabajo de parto", explica Heslin. "No obstante, si tiene sobrepeso es posible que el parto se complique, además de que la mujer corre mayor peligro si hace falta recurrir a cirugía. El médico posiblemente se encuentre con tres pulgadas de grasa antes de llegar adonde está el bebé."

Tener un bebé no es cosa del otro mundo, dice Heslin, porque el cuerpo de la mujer sabe qué hacer naturalmente. "Sin embargo, si la mujer está en buena forma física desde el principio, le resulta mucho más fácil al cuerpo encargarse de su trabajo", agrega la dietista.

Cúrese rápidamente y manténgase saludable

Entre más excedida de peso está una persona, más difícil y peligrosa se vuelve todo tipo de cirugía. No obstante, en opinión del Dr. F. Xavier Pi-Sunyer, director del Centro de Investigaciones sobre la Obesidad en el hospital St. Luke's-Roosevelt en la ciudad de Nueva York, "la pérdida de tan sólo el 10 por ciento del peso puede ayudar a reducir el tiempo de hospitalización y el peligro de complicaciones posoperatorias".

Perder peso mediante una reducción de la grasa que se come también es un excelente estímulo para el sistema inmunológico. Así lo descubrieron algunos científicos del Centro de Investigaciones sobre Nutrición Humana del Departamento de Agricultura de los Estados Unidos en San Francisco. Observaron los cambios ocurridos en siete mujeres en cuyas dietas se redujo la cantidad de calorías correspondientes a la grasa de más o menos el 41 por ciento del total a aproximadamente el 30 por ciento. No cabe duda que los alcances de este estudio son menores, pero de todas maneras indica que el sistema inmunológico también puede beneficiarse cuando el peso se mantiene dentro de los límites aconsejables.

Más energía

¿Qué tan animado se siente usted cuando regresa caminando a casa con bolsas en las que lleva 25 libras (11 kg) de comestibles? No mucho, ¿verdad? Eso le dará una buena idea de cómo 25 libras (o más) de peso adicional agobian al cuerpo y hacen que se sienta más cansado y aletargado de lo necesario. Una de las primeras cosas que comentan las personas que se ponen a dieta es la forma en que aumenta su energía después de bajar aunque sólo sean 5 ó 10 libras (2-5 kg). También duermen mejor.

Muchas personas excedidas de peso sufren lo que se conoce como apnea del sueño o parálisis respiratoria, un problema que a muchos ni se les diagnostica. Además de que roncan, a las personas que tienen apnea se les obstruyen las vías respiratorias. Por lo común despiertan una y otra vez durante la noche o duermen de manera irregular, por tanto nunca duermen bien. "Les da sueño durante el día y a veces se duermen en una junta o mientras están manejando", explica la Dra. Yanovski. A decir de la doctora, ponerse a dieta puede ayudar muchísimo a resolver este problema. "La apnea del sueño mejora mucho cuando se pierde peso", indica.

Determine su peso ideal

Bien. Usted está a punto de iniciar un programa bien equilibrado para bajar de peso. Además, ya debe estar convencido de que el concepto básico expresado en *Su peso ideal* probablemente tenga muchas ventajas: en lugar de privarse de comida para bajar de peso, usted tan sólo realizará algunos cambios saludables en su estilo de vida y los seguirá como parte de su rutina diaria.

Perfecto. Pero antes de llegar a ese peso saludable, atractivo y tan deseado, la pregunta que hay que hacer es *cuántas* libras debe perder. Y ésa es la pregunta del millón.

Usted es la única persona capaz de determinar el peso ideal que tratará de alcanzar a lo largo de las próximas semanas y meses. Pero ¿cómo lo va a hacer?

QUE NO LE PESE EL PESO

¿Es usted de las personas que después de despertarse, se suben a la pesa (báscula) . . . y se deprimen por el resto del día si no aparece un número que les gusta? Pues no es el único. Muchos más están en la misma situación que usted.

No obstante, la solución no es tirar la pesa a la basura. Su pesa es su ayudante, no su jefa, su mamá o su gurú. Si el número que aparece hoy es más alto que el de la vez pasada, a pesar de que comió con prudencia e hizo ejercicios, tal vez se deba a que bebió más agua que de costumbre, a que consumió más sal o glutamato monosódico, los cuales retienen el agua, o al hecho de que se acerca la regla o ya llegó. Y también hay que enfrentar una verdad sencilla: habrá momentos en que su peso suba sin ninguna razón evidente.

Lo que sí debe preguntarse cuando se pese es lo siguiente: ¿Cómo estoy comiendo? ¿Cuánto ejercicio estoy haciendo? ¿Cómo me veo? ¿Cómo me siento? Entre más le agraden sus respuestas, más comprenderá que los números de la pesa son eso, nada más: simples números.

NUMERITOS IMPORTANTES: PESOS RECOMENDADOS PARA ADULTOS

A la hora de escoger su peso ideal, tal vez le ayude revisar las pautas fijadas por el gobierno federal de los Estados Unidos. Sin embargo, no vaya a aferrarse a un solo número, sino déjese un margen de entre 3 y 5 libras (1-2 kg). Es natural que el peso de su cuerpo fluctúe, sobre todo en las mujeres. Por eso es muy improbable que su peso permanezca exactamente igual día tras día, por muy cumplido que usted sea para seguir su programa de alimentación y ejercicio. No tiene caso fijarse metas imposibles que sólo lo llevarán a la decepción. Si se permite un margen de varias libras, de todas maneras podrá vigilar cómo va y controlar el asunto si su peso empieza a rebasar ese límite aceptable poco a poco.

Los pesos señalados se aplican tanto a mujeres como a hombres. El límite superior corresponde a los hombres. La estatura debe medirse sin zapatos y el peso no incluye la ropa. Vea las estaturas y pesos convertidos al sistema métrico en el recuadro en la página 14.

Estatura	Peso (libras)		Estatura	Peso (libras)	
	19 a 34 años	*35 años o más*		*19 a 34 años*	*35 años o más*
5'0"	97–128	108–138	5'10"	132–174	146–188
5'1"	101–132	111–143	5'11"	136–179	151–194
5'2"	104–137	115–148	6'0"	140–184	155–199
5'3"	107–141	119–152	6'1"	144–189	159–205
5'4"	111–146	122–157	6'2"	148–195	164–210
5'5"	114–150	126–162	6'3"	152–200	168–216
5'6"	118–155	130–167	6'4"	156–205	173–222
5'7"	121–160	134–172	6'5"	160–211	177–228
5'8"	125–164	138–178	6'6"	164–216	182–234
5'9"	129–169	142–183			

Se trata de una pregunta importante, porque la decisión incorrecta podría perjudicar su salud. De hecho, si ha tenido problemas para bajar de peso anteriormente, es muy posible que la culpa de ello haya radicado en parte en la elección de un peso incorrecto como meta final para sus esfuerzos.

Si usted opta por escoger su peso ideal con la idea de lucir como esa foto de Salma Hayek vestida en un bikini en una revista, es posible que sus expectativas sean poco realistas. Lo mismo podría decirse si su meta es igualar ese retrato amarillento de usted misma vestida de novia, tomado hace dos décadas. Los tiempos han cambiado y también lo que debe ser su "peso ideal".

Las opiniones acerca de cuál es su peso ideal y cómo lograrlo y mantenerlo dependerán de la persona a quien se lo pregunte.

Las sugerencias que damos a continuación le ayudarán a determinar un peso ideal razonable para usted.

Las tablas oficiales no son tan oficiales que digamos

¿Es usted una de esas personas que confía ciegamente en las tablas oficiales de estaturas y pesos publicadas por el gobierno de los Estados Unidos? De ser así, le interesará saber que estas tablas han sufrido cambios radicales en los últimos años. Es más, incluso las personas que calcularon las cifras mencionadas en ellas insisten en que no es bueno obsesionarse con los números; más bien hay que saber cómo los calcularon. Sólo así podrá determinar el peso ideal y más saludable para usted.

Para empezar, ¿por qué fue necesario modificar aquellas tablas de exactitud probada? Pues resulta que no eran tan exactas como se pensaba. "Las Pautas Dietéticas para los Estadounidenses originalmente se basaron en las tablas diseñadas por la compañía de seguros de vida Metropolitan Life Insurance en 1959 y 1983, de acuerdo con grupos no representativos de la población en general, es decir, tomando como referencia única a las personas que solicitaban un seguro de vida. Cambiamos las tablas en 1990 porque queríamos incluir una muestra más representativa de la población", explica Jay Green, dietista certificado que trabaja para el Departamento de Agricultura de los Estados Unidos (*USDA* por sus siglas en inglés).

Hasta 1990, los criterios utilizados para hacer las tablas esencialmente correspondían a la estatura, la constitución física y el sexo de las personas que solicitaban un seguro de vida. Eso era todo. Por lo tanto, si usted era

PESOS RECOMENDADOS PARA ADULTOS (EN FORMA MÉTRICA)

A continuación tenemos los mismos pesos recomendados en el recuadro en la página 12, pero en metros y kilogramos.

Estatura (m)	Peso (kilos)		Estatura (m)	Peso (kilos)	
	19 a 34 años	*35 años o más*		*19 a 34 años*	*35 años o más*
1.52	44–58	48–62	1.78	59–78	65–84
1.55	45–59	50–64	1.80	61–80	68–87
1.57	47–61	52–63	1.83	63–82	69–89
1.60	48–63	53–68	1.85	65–85	71–92
1.62	50–65	55–70	1.88	67–87	74–94
1.65	51–67	56–73	1.90	68–90	75–97
1.68	53–69	58–75	1.93	70–92	78–100
1.70	54–72	60–77	1.96	72–95	80–102
1.73	56–75	62–80	1.98	74–97	82–105
1.75	58–76	64–82			

una mujer de constitución mediana que medía 5'5" (1.65 m), tenía puestas 3 libras (1 kg) de ropa y llevaba tacones de una pulgada (3 cm), tenía que pesar entre 127 y 141 libras (57-63 kg). Y punto. Esas primeras tablas suponían que todas las mujeres que medían 5'5" de estatura eran exactamente iguales.

No obstante, afortunadamente las cosas cambiaron y se adoptaron criterios más lógicos. Por primera vez se tomaron en cuenta otros factores decisivos, como los problemas de salud que una persona tuviera, por ejemplo, hipertensión o una concentración elevada de azúcar en la sangre; los antecedentes familiares en cuanto a problemas relacionados con la obesidad, incluyendo la diabetes; y la distribución de grasa en el cuerpo. Así lo explica el Dr. C. Wayne Callaway, quien junto con otros nueve miembros formó parte del Comité Consultivo sobre Pautas Dietéticas que asesoró al USDA y al Departamento para la Salud y los Servicios Humanos, las dos instituciones del gobierno de los Estados Unidos que determinaron los cambios que habrían de hacerse en las antiguas tablas. El objetivo principal del comité era lograr que la gente cambiara su idea de un "peso deseable", el cual implicaba demasiados factores ambiguos, por la de un "peso saludable".

Las nuevas tablas asimismo contienen dos columnas diferentes de pesos recomendados, una para las personas de más de 35 años de edad y la otra para adultos de entre 20 y 34 años. ¿Por qué se consideró que hacía falta establecer esta distinción? "Nuestros datos nos indicaban que a la larga el sobrepeso es mucho más peligroso para la salud cuando se da en una persona de 20 años que en alguien de 60", explica el Dr. Callaway. "El exceso de peso al parecer tiene consecuencias más negativas para la salud mientras más joven sea la persona."

Sin embargo, esto definitivamente *no* significa que las personas mayores puedan acumular las libras sin cuidarse para nada, aclara el doctor, aunque así lo parezcan indicar las tablas. Sólo significa que un peso un poco más alto no implica un peligro significante para la buena salud en las personas de edad mayor.

Una actitud realista

Sin embargo, aunque sí se han modificado las tablas para que sean más representativas de la población, tampoco podemos fijarnos sólo en ellas cuando empecemos nuestro programa de adelgazamiento.

Según el Dr. Kelly Brownell, un experto en la obesidad de la Universidad de Yale, las personas que necesitan bajar un poco de peso, o sea, de 10 a 20 libras (5-9 kg), hacen bien en fijarse como meta el peso establecido por las tablas del gobierno. Probablemente se trate de una meta realista. "No obstante, si usted pesa mucho más de los pesos indicados en las tablas, esas tablas pueden convertirse en un obstáculo", dice el doctor. "Presionan a la gente a tratar de lograr un peso que tal vez no puedan alcanzar, ya sea por razones biológicas o psicológicas. Algunos se obsesionan con las tablas, se obligan a tratar de bajar a un peso determinado, descartan la posibilidad de conformarse con cualquier resultado que no sea ése y, una vez que lo logran, es muy probable que vuelvan a subir de peso."

Por lo tanto, en lugar de esforzarse por alcanzar un "peso utópico", el Dr. Brownell opina que los pesos ideales deben calcularse de manera completamente individual, considerándose como "peso razonable" el que sea posible alcanzar mediante modificaciones razonables en la alimentación y los ejercicios. El experto está convencido, por ejemplo, de que el peso inicial y el tiempo que se tenga de estar excedido de peso son factores claves para determinar su peso ideal. Por lo tanto, una mujer que

¿A QUÉ FRUTA SE PARECE USTED?

Parece mentira, pero cualquier puesto de frutas puede señalarle si su peso es saludable o no. Resulta que muchas veces, los cuerpos de las personas que están excedidos de peso se parecen a ciertas frutas y tal semejanza tiene implicaciones importantes para la salud. La mayoría de las mujeres excedidas de peso tienden a tener la forma de una pera, porque el sobrepeso se concentra en sus caderas y muslos. La mayoría de los hombres excedidos de peso, por el contrario, tienen forma de manzana, porque las libras adicionales se les acumulan en la panza.

Se estudiaron a más de 40,000 mujeres mayores a lo largo de cinco años mediante el Estudio sobre la Salud de las Mujeres de Iowa. La investigación reveló que, entre más redondo el cuerpo, es decir, entre más se parezca a la forma de una manzana, más alto es el riesgo de tener problemas de salud y hasta morirse.

Para averiguar si la forma de su cuerpo implica un riesgo para su salud, mida su cintura en el punto más estrecho entre la última costilla y la pelvis. Luego divida ese número por la medida de sus caderas en el punto donde más sobresalgan sus asentaderas. El número resultante es la proporción entre cintura y cadera. Si usted es mujer y el número que obtiene es más que 0.8 (o si es hombre y su número pasa de 1.0), ha acumulado más grasa abdominal de la que le conviene. Una dieta para bajar de peso probablemente ayude a reducir su grasa estomacal y también el peligro para su salud.

mide 5'4" (1.62 m) de estatura y que haya mantenido un peso de 175 libras (78 kg) durante diez años tendría un peso ideal muy distinto del de una mujer de la misma estatura que pesó 135 libras (61 kg) la mayor parte de su vida adulta y de repente subió a 150 libras (67 kg) en un año. Para la mujer que mantuvo un peso de 135 libras durante la mayor parte de su vida probablemente sea realista el propósito de volver a su peso estable original de 135. Por el contrario, la mujer que ha pesado 175 libras durante diez años podría darse por satisfecha si logra alcanzar y mantener un peso de 150 libras.

El Dr. Brownell sabe que su teoría es polémica. "Muchas personas creen que desde el punto de vista de la salud sólo debe aceptarse el peso ideal y que cualquiera que no lo logre ha fracasado", dice. "Sin embargo, en mi opinión eso no es realista. Sería excelente también que la gente no tomara demasiado y que dejaran de fumar, pero las cosas a veces no son así."

Una buena manera de determinar su peso ideal es identificar primero el peso más bajo que como adulto haya mantenido cómodamente durante un año. La idea es que, una vez que haya recuperado ese peso por medio de una alimentación y un programa de ejercicios razonables, como los descritos en este libro, no debería de ser demasiado difícil mantenerlo ya para siempre.

Lo natural es mejor

Otros expertos en la pérdida de peso recomiendan tratar de alcanzar lo que ellos llaman el "peso natural". Su peso natural es el que puede mantener cómodamente comiendo cantidades normales (aproximadamente 1,800 calorías al día en el caso de las mujeres y 2,200 calorías diarias para los hombres) y haciendo ejercicios con regularidad, por el equivalente de una hora de caminar a paso ligero todos los día. Si come bien y hace la cantidad suficiente de ejercicios, afirman muchos de los profesionales de este campo, con el tiempo bajará a un peso que podrá mantener fácilmente y con el que estará contento. Y es posible que ese peso no corresponda a lo que dicen las tablas de estaturas y pesos.

GÁNELE LA GUERRA A LA GRASA

Cuando se trata de perder peso, lo que cuenta es la grasa, no las calorías. Hoy en día, esta idea parece muy obvia y razonable. Sin embargo, se trata de un concepto relativamente nuevo en el mundo de la pérdida de peso. Es muy importante que la tomemos en cuenta. La ciencia ha demostrado con toda seguridad que se debe reducir la grasa, no las calorías, para deshacerse de esas libras de más, y que además esto nos ayudará a prevenir muchas enfermedades.

Cada onza o gramo de grasa alimenticia contiene más del doble de las calorías que la misma cantidad de proteínas o carbohidratos. Por si eso fuera poco, el cuerpo la acumula más fácilmente en forma de gordura en la barriga, caderas, muslos o glúteos. Por lo tanto, al medir la grasa que come, estará eliminando muchísimas calorías sin proponérselo siquiera.

"Uno de los principales beneficios de una alimentación baja en grasa es que automáticamente disminuye el consumo de calorías y se pierde peso", dice el Dr. James Kenney, dietista certificado e investigador especializado en asuntos de nutrición del Centro Pritikin para la Longevidad ubicado en Santa Mónica, California.

La experiencia probablemente ya le ha enseñado que las dietas bajas en calorías, a diferencia de las bajas en grasa, no sólo son peligrosas para la salud sino que simplemente no funcionan a largo plazo. "Esto pasa porque cuando se come menos el cuerpo piensa que se va a morir de hambre", explica el Dr. Dean Ornish, quien encabeza el Instituto de Investigaciones sobre Medicina Preventiva en Sausalito, California. "Por lo tanto, el cuerpo toma medidas de emergencia para sobrevivir. El metabolismo se vuelve más lento y cuesta más trabajo quemar las calorías. Este mecanismo es útil para sobrevivir si de veras se está muriendo de hambre, pero si lo que usted pretende es adelgazar entonces es lo último que necesita", afirma el doctor.

Para empezar

Pues, parece bastante claro que medir y reducir la grasa debe ser su primera prioridad si quiere bajar de peso. Ahora la pregunta es cómo medir la grasa exactamente y cómo calcular el límite máximo de grasa que debe consumir al día.

Una buena manera para empezar es mediante una evaluación seria y detenida de cuánta grasa está comiendo actualmente. Puede averiguarlo mediante la sencilla prueba "Cómo calcular la grasa" en la página 20.

Si su alimentación diaria ya es baja en grasa, ¡felicidades! No obstante, si se parece a la de la mayoría de las personas, tendrá que realizar algunas modificaciones. Quizá sea el momento para explicar a qué nos

(continúa en la página 22)

EL PRESUPUESTO DE GRASA

¿Cuánta grasa es demasiada? Las personas frustradas por dietas constantes e inútiles probablemente responderían: "Hasta un gramo de grasa es demasiada." Pero no tendrían razón. La verdad es que nuestra salud nos exige incluir un poco de grasa en nuestra alimentación diaria. (De todas maneras, es prácticamente imposible eliminar la grasa por completo.) Esta tabla le ayudará a calcular cuánta grasa puede comer sin dejar de lograr y de mantener su peso ideal.

Busque su peso actual en la primera columna. La cifra a la izquierda es el peso en libras, y la cifra a la derecha es el peso en kilogramos. La segunda columna indica el número de calorías que probablemente esté comiendo al día para mantener ese peso. Ahora busque su peso ideal en la primera columna y apréndase de memoria el número de la tercera columna que corresponda a este peso. Esa es su meta.

Peso	Consumo de calorías	Límite de grasa (g)	Peso	Consumo de calorías	Límite de grasa (g)
Mujeres			**Hombres**		
110/50	1,300	36	130/60	1,800	50
120/54	1,400	39	140/63	2,000	56
130/60	1,600	44	150/68	2,100	58
140/63	1,700	47	160/72	2,200	61
150/68	1,800	50	170/77	2,400	67
160/72	1,900	53	180/81	2,500	69
170/77	2,000	56	190/86	2,700	75
180/81	2,200	61	200/90	2,800	78

CÓMO CALCULAR LA GRASA

Antes de que empiece a reducir la grasa en su alimentación diaria, es necesario que se dé una idea acerca de la cantidad que ya está consumiendo. Haga esta breve prueba para averiguarlo.

1. ¿Cuántas onzas (gramos) de carne, pescado o carne de ave come normalmente al día? (La porción de 3 onzas/84 g corresponde a una hamburguesa de tamaño regular, media pechuga de pollo, una chuleta de cerdo, etcétera.)

a. Ninguna

b. 3 onzas o menos

c. De 4 a 6 onzas (112-168 g)

d. 7 onzas (196 g) o más

2. ¿Cuánto queso come a la semana?

a. Nada

b. Sólo queso bajo en grasa, como *ricotta* o requesón bajo en grasa

c. Queso de leche entera, 1 ó 2 veces por semana

d. Queso de leche entera, 3 veces o más por semana

3. ¿Qué tipo de leche toma?

a. Sólo leche descremada o semidescremada al 1 por ciento

b. Leche descremada o semidescremada al 1 por ciento, a veces también de otras

c. Leche semidescremada al 2 por ciento o leche entera

4. ¿Cuántas yemas de huevo come a la semana?

a. Ninguna o sustituto de huevo

b. 2

c. 3 o más

5. ¿Con qué frecuencia come carnes tipo fiambre, *hot dogs*, costillitas de puerco, salchicha, tocino o hígado?

a. Nunca

b. 1 vez por semana o menos

c. De 2 a 4 veces por semana

d. 4 veces por semana o más

6. ¿Con qué frecuencia suele comer productos horneados dulces (pastel, galletas, *donuts*, etcétera), helado u otros alimentos semejantes?

a. Nunca

b. 1 vez por semana

c. De 2 a 4 veces por semana

d. 4 veces por semana o más

7. ¿Qué tipo de grasa es la que más usa para cocinar?

a. Ninguna

b. Aceite de cártamo, girasol, maíz o soya

c. Aceite de oliva o de cacahuate (maní), margarina

d. Manteca, mantequilla o grasa de tocino

8. ¿Con qué frecuencia come meriendas tales como hojuelas de papa, papitas fritas o galletas saladas?

a. Nunca

b. 1 vez por semana

c. De 2 a 4 veces por semana

d. 4 veces por semana o más

9. ¿Qué le gusta untar en el pan o usar para aderezar vegetales, por ejemplo?

a. Nada

b. Margarina suave o dietética

c. Margarina de barrita

d. Mantequilla

CÓMO SACAR LA CUENTA

Por cada vez que haya escogido la respuesta (*a*), dese 1 punto. A cada (*b*) corresponden 2 puntos, por cada (*c*) son 3 puntos y cada (*d*) vale 4 puntos. Ahora sume los puntos de todas sus respuestas. Si el resultado es de 15 puntos o menos, ¡felicidades! Su alimentación ya es baja en grasa. Todo lo que pase de 18 puntos debe considerarse alto en grasa. En este caso, lo primero que tiene que hacer para reducir la grasa en su alimentación es reemplazar el mayor número posible de respuestas (*c*) y (*d*) por (*a*) y (*b*).

referimos con la palabra *alimentación*. No se trata de un régimen de comida que se adopte por poco tiempo, como una dieta, sólo para bajar unas cuantas libras. Este programa de alimentación se quedará con usted por el resto de su vida.

Una vez aclarado eso, veamos cuánta grasa hay que reducir. Varios expertos en nutrición recomiendan bajar la grasa a no más del 30 por ciento de las calorías que se consumen diariamente. En beneficio de su intención de perder peso y también de su salud, sugerimos un consumo más bajo todavía: el 25 por ciento como máximo. Ahora viene la pregunta clave: ¿hay una manera fácil de averiguar si su consumo de grasa se encuentra dentro de estos límites?

Una manera fácil de reducir la grasa

Antes, la única manera de calcular el porcentaje de calorías correspondiente a la grasa tanto de un alimento en particular como de la alimentación de todo un día era por medio de la calculadora. En el caso de un alimento específico había que revisar la etiqueta para ver cuántos gramos de grasa contenía cada porción, luego se multiplicaba ese número por 9, se dividía entre el total de calorías por porción y finalmente se multiplicaba por 100. ¡Guao! ¡Qué manera de pasar trabajo para ver cuánto le podría hacer engordar unas galletitas! Sin embargo, nosotros le presentamos una manera más fácil de hacerlo.

Primero busque su "número mágico" en el recuadro "El presupuesto de grasa" en la página 19. Se trata del límite máximo de gramos de grasa que usted debe comer diariamente para que no más del 25 por ciento de sus calorías provienen de grasa mientras baja de peso. Lo único que tiene que hacer a partir de ahí es contar los gramos de grasa que come todos los días y asegurarse de que su total no rebase ese número mágico.

Tomemos como ejemplo a una mujer que pesa 140 libras (63 kg) y quiere bajar a 120 (54 kg). La tabla indica que para mantener su peso probablemente esté comiendo unos 47 gramos de grasa al día (y aproximadamente 1,700 calorías). Por lo tanto, para bajar su peso a 120 libras debe reducir su consumo de grasa a no más de 40 gramos diarios.

Tenga presente que estos límites de grasa son una aproximación y que la tabla se hizo pensando en personas sedentarias. Si usted hace ejercicio con regularidad y con mucha energía, podrá permitirse unos cuantos gramos adicionales de grasa (3 gramos por cada 100 calorías adicionales que queme). La tabla tampoco toma en cuenta la edad de las personas y no debemos olvidarnos que el metabolismo se vuelve más lento con el

GRASA BUENA Y MALA

Grasa, grasa y más grasa. Después de leer todo lo que hemos mencionado acerca de la necesidad de reducir la grasa, tal vez se podría llegar a la conclusión de que la alimentación más saludable es la que no contiene nada de grasa. Sin embargo, esto no es cierto. La grasa sirve para muchas cosas. Todas las personas, estemos a dieta o no, necesitamos que entre el 2 y el 5 por ciento de las calorías que consumimos sean de grasa, la cual nos da energía, nos ayuda a aprovechar las vitaminas A, D, E y K más previene ciertas enfermedades.

Además, la grasa brinda una agradable sensación de saciedad que nos evita comer demasiado. Por lo tanto, no estamos diciendo que usted deba rehuir la grasa por completo, sólo que coma menos. Y que rechace, en lo posible, los tipos más dañinos de grasa. Ahora bien, ¿cómo uno puede distinguir entre la grasa saludable y la que hace daño? La lista que presentamos a continuación le ayudará a hacerlo.

Grasas saludables: Los aceites monoinsaturados (como los de oliva y de *canola*) protegen al corazón contra las enfermedades. Las grasas poliinsaturadas (el aceite de maíz y otros aceites vegetales) tienden a reducir el nivel de colesterol en la sangre.

Grasas dañinas: Las grasas hidrogenadas (margarina, manteca vegetal y otros aceites vegetales sólidos y semisólidos tratados con hidrógeno) tapan las arterias coronarias.

Las peores: Las grasas saturadas (la mantequilla y otras grasas animales que son sólidas a temperatura ambiente) crean el gran peligro de sufrir alguna enfermedad del corazón y ciertos tipos de cáncer. Tanto los Institutos Nacionales para la Salud como la Asociación del Corazón de los Estados Unidos recomiendan que se limite la grasa saturada a menos del 10 por ciento del total de calorías consumidas.

paso del tiempo. Por lo tanto, es particularmente importante que las personas mayores aumenten el ejercicio que hacen y mantengan las calorías procedentes de la grasa dentro de los límites señalados.

UN DESAYUNO (Y COMIDA Y CENA) DE CAMPEONES

¿Qué se le da de comer a un futbolista grande y fuerte para que dé el juego de su vida? ¿Qué le parecen unos *bagels*, jugo de naranja o manzanas? Aunque suene francamente increíble, Dean Kleinschmidt insiste en que es cierto. Y tiene sentido hacerle caso, porque se trata nada menos que del presidente de la Sociedad de Entrenadores Deportivos Profesionales y del entrenador deportivo principal del equipo de fútbol americano profesional de los Santos de Nueva Orleáns. De hecho, se fijó la meta de ir cambiando poco a poco la alimentación alta en grasa que acostumbraban los jugadores a una alimentación alta en carbohidratos. Y lo ha logrado.

La mayoría de los equipos de la *NFL*, es decir, de la Liga Nacional de Fútbol Americano de los Estados Unidos, obtienen la mayor parte de sus calorías de las pastas, los cereales, las frutas y los vegetales, en lugar de alimentos llenos de grasa.

Según explica Kleinschmidt, antes "los jugadores creían que era necesario comer muchas libras de carne". Esos días ya pasaron. Lo que ahora se les suele ofrecer antes de un partido es una selección de fruta fresca y jugos

¿Y cómo se le hace para identificar los gramos de grasa que contiene una porción de comida? En el caso de los alimentos envasados no hay problema, porque prácticamente todas las etiquetas incluyen esta información. En cuanto a los vegetales, la fruta, la carne, el pescado y otros alimentos semejantes, usted encontrará su contenido de grasa en cualquier índice de gramos de grasa. (La "Guía de la grasa" en la página 28 servirá para darle un punto de partida.)

Además de ser fácil, esta manera de contar la grasa produce una nueva manera de pensar con respecto a la alimentación baja en grasa. En primer lugar, da a entender correctamente que es más importante limitar el consumo total de grasa que preocuparse por algún alimento en particular que pueda contribuir a esta suma. (Cuando están de dieta,

de fruta; pasta y un par de salsas sin carne bajas en grasa; panqueques (*pancakes*); pan tostado de trigo integral; huevos revueltos y *bagels*. Además, Kleinschmidt dice que "todos los días llevan a la cancha cajones enteros de fruta fresca, como manzanas, naranjas y plátanos amarillos (guineos, bananas), sin costo alguno para los jugadores".

Ya se imaginará el gusto que le dio a Kleinschmidt cuando una encuesta llevada a cabo en 1993 entre los entrenadores deportivos de la NFL por la Fundación Frutas y Vegetales para una Vida Más Saludable demostró que el jugador profesional de futbol americano come en promedio seis porciones de frutas y vegetales al día. Por el contrario, el ciudadano típico de los Estados Unidos come sólo la mitad de esa cantidad. (Se considera que cinco porciones diarias es lo ideal.) "Resulta que el teleadicto que se la pasa viendo el fútbol en la televisión los domingos sólo come tres porciones de frutas y vegetales, ¡mientras que los tipos a los que está viendo comen seis!", dice Kleinschmidt. Él tiene la esperanza de que los demás imitemos el ejemplo de los jugadores de fútbol americano, quienes ya conocen las virtudes de una alimentación baja en grasa y rica en carbohidratos.

muchas personas frecuentemente tratan de evitar todos los alimentos altos en grasa, pero esto no es necesario. Si usted los come en moderación y en pequeñas cantidades —como una porción de mantequilla o unos pedazos de carne magra de vez en cuando—, sólo agregará unos cuantos gramos de grasa a su cuota total.) Darse un gusto de vez en cuando evitará que sienta lástima de sí mismo, lo cual muchas veces puede llevar a que nos demos por vencido y volvamos a comer los alimentos altos en grasa.

Por otra parte, los alimentos altos en grasa lo llevarían a rebasar muy pronto su cuota diaria. Por lo tanto, este método automáticamente lo induce a escoger más deliciosas alternativas bajas en grasa. De tal manera inevitablemente terminará comiendo más frutas, vegetales, cereales integrales y otros carbohidratos complejos, mientras que al mismo tiempo mantendrá bajo su consumo de grasa (y su peso).

Tome las cosas con calma

Hemos hablado acerca de cómo reducir la grasa de su alimentación como si sólo se tratara de sumar unos cuantos números. Sin embargo, sabemos que no es posible basar sus hábitos alimenticios y preferencias de comida exclusivamente en unas listas de gramos de grasa ni en la información que aparece en las etiquetas de nutrición. Somos humanos, al fin y al cabo, y nos encanta el sabor del chocolate en barra, nachos con una rica salsa, el helado, gruesos y jugosos bistecs, y muchas otras comidas tentadoras. No parece muy realista querer renunciar para siempre a nuestros alimentos favoritos, por mucho que deseemos ser esbeltos.

En efecto no sería realista, dicen los expertos, ni tampoco hace falta tomar medidas tan radicales. La clave está en ir ajustando la alimentación poco a poco. "Lo he dicho muchas veces: cuando se trata de comida y ejercicio, un proceso gradual de cambio es lo que produce modificaciones permanentes", dice el Dr. Steven Jonas, profesor de medicina preventiva en la Escuela de Medicina de la Universidad Estatal de Nueva York en Stony Brook. "Tal vez yo comprenda perfectamente que es una buena idea reducir la grasa de mi alimentación, pero si me gusta el sabor de algo sé que no podré dejarlo de un día para otro. No hay problema, porque no es necesario. Seguiremos comiendo por el resto de nuestras vidas y las posibilidades de efectuar cambios permanentes mejoran si no tratamos de imponerlos todos al mismo tiempo. En cambio, hay que sustituir los alimentos poco a poco."

Digamos que ha decidido comer menos carne roja. "Siéntese, haga una lista de todo lo que comió la semana pasada y sume las veces que comió carne de las 21 ocasiones que se sentó en la mesa", sugiere el Dr. Jonas. "Digamos que en siete ocasiones la carne fue el ingrediente principal de la comida. Primero trate de bajar esta cuenta a seis veces de carne a la semana, cambiando el séptimo plato por pollo o pescado o sólo vegetales. Luego baje a cinco, a cuatro y finalmente a tres. Acuérdese de que no tiene que ser perfecto. De hecho es mejor no tratar de serlo, porque un esfuerzo así sólo produce culpa y frustración y finalmente nos lleva a abandonar nuestros propósitos. No obstante, si logra bajar de siete comidas de carne a tres, ya habrá eliminado una gran cantidad de grasa."

Por lo tanto, lo mejor es ir haciendo ajustes relativamente sencillos en su alimentación.

LA LOTERÍA DE 80 CALORÍAS

Las calorías procedentes de carbohidratos y proteínas sacian el hambre mucho más que la grasa. Por si aún no está convencido de ello, incluimos la siguiente lista. Dos cucharaditas de margarina o aceite, o sea, grasa pura, contienen aproximadamente 80 calorías, al igual que todos los alimentos mencionados en esta lista.

6	onzas (180 ml) de leche descremada	4	ciruelas pasas
2	tazas de ejotes (habichuelas verdes o tiernas, *green beans*)	3	onzas (84 g) de langosta
		2	albóndigas de pescado (*gefilte fish*)
½	taza de avena cocida	½	taza de ensalada mixta de frijoles (habichuelas)
15	onzas (450 ml) de jugo de tomate	3	tomates
1	rebanada de pan ligero	1	taza de moras
4	claras de huevo	6	pepinillos
3	onzas (84 g) de lubina (robalo, corvina) listada	1½	tazas de sandía
1½	tazas de palomitas (rositas) de maíz hechas a presión	½	taza de arroz silvestre
		4	onzas (112 g) de ancas de rana
2	tazas de brócoli	4	tazas de lechuga con repollo con 1 cucharada de aliño (aderezo) sin grasa para ensaladas
1	manzana mediana		
½	taza de sémola de maíz		

Cómo perder el gusto por la grasa

¿Le pone los pelos de punta al sólo pensar en reducir la grasa que come? "¡Me encanta el sabor de la grasa! ¡No podré dejar de comerla nunca!" ¿Suena esto como algo que usted diría? Pues le mencionaremos algo que tal vez lo sorprenda: muchas personas que algún día compartieron ese mismo gusto por la grasa lo han perdido sin problema y son felices. El Centro Fred Hutchinson de Investigación sobre el Cáncer, de la Universidad de Washington en Seattle, Washington estudió a 2,000 mujeres a lo largo de cuatro años. Finalmente demostró que las mujeres que limitaron su consumo de grasa a más o menos el 25 por ciento del total de las calorías que consumían perdieron su gusto por la grasa en seis meses como máximo. Al finalizar el estudio, afirmaron que hasta se sentían mal al comer alimentos altos en grasa.

¿Cuál es la mejor forma de perder el gusto por la grasa? Trate de sustituir los alimentos altos en grasa por otros que tengan poca o no grasa, como yogur congelado sin grasa, aliños (aderezos) para ensaladas bajos en grasa y carnes más magras. De esta manera usted no sentirá que se está privando de nada y le será más fácil mantenerse fiel a sus nuevos hábitos alimenticios.

GUÍA DE LA GRASA

Antes que nada, debe averiguar cuántos gramos de grasa contienen los alimentos comunes. Encontrará esta indicación en las etiquetas y los envases; también puede comprar alguno de los muchos libros económicos que traen listas de la cantidad de grasa de los alimentos. Esta guía práctica le servirá para empezar.

Alimento	Porción	Grasa (g)	Alimento	Porción	Grasa (g)
Pan y productos panificados			Arroz inflado	1 taza	0.1
			Trigo inflado	1 taza	0.1
Panes			Farina	1 taza	0.2
Tipo italiano	1 rebanada	0	Copos de salvado	1 taza	0.7
Multigrano	1 rebanada	0.9			
Centeno	1 rebanada	0.9	Cornflakes	1 taza	0.7
Blanco	1 rebanada	1.0	Germen de trigo tostado	1 cda	0.8
Trigo integral	1 rebanada	1.1			
Salvado de avena	1 rebanada	1.2	Salvado con pasas	1 taza	1.0
Tipo francés	1 rebanada	1.4	Avena cocida	1 taza	2.4
Cereales			Cuadritos de salvado	1 taza	1.4
Copos de trigo	1 taza	0	Avena instantánea	1 sobre	1.7
Cuadritos de maíz	1 taza	0.1	Germen de trigo tostado	½ taza	6.1

(continúa)

Alimento	Porción	Grasa (g)	Alimento	Porción	Grasa (g)
Productos lácteos y huevos			**Leche y crema**		
Quesos			Descremada evaporada	½ taza	0.3
Requesón 1% de grasa	½ taza	1.2	Descremada	1 taza	0.4
Parmesano rallado	1 cda	1.5	Sustituto de crema batida congelado	1 cda	0.9
Amarillo, rebanadas individuales	1 onza	2.0	Sustituto de crema	1 cda	1.0
Suizo (gruyere) de dieta	1 onza	2.0	Half-and-half	1 cda	1.7
			Suero de leche	1 taza	2.2
Mozzarella de leche descremada	1 onza	4.5	Baja en grasa al 1%	1 taza	2.6
Requesón 4% grasa	½ taza	4.7	Crema agria, imitación	1 cda	2.6
Ricotta semi-descremado	½ taza	4.9	Crema ligera	1 cda	2.9
			Crema agria	1 cda	3.0
			Baja en grasa al 2%	1 taza	4.7
Feta	1 onza	6.0	Crema doble para batir	1 cda	5.5
Mozzarella de leche entera	1 onza	6.1	De leche entera al 3.3%	1 taza	8.2
Suizo	1 onza	7.8			
Brie	1 onza	7.9	De leche entera evaporada	½ taza	9.6
Ricotta de leche entera	½ taza	8.0			
Amarillo procesado	1 onza	8.8	**Postres y meriendas**		
Cheddar	1 onza	9.4	**Tortas**		
Queso crema normal	1 onza	9.9	Torta blanca esponjosa	1 rebanada (2 onzas/56 g)	0.1
Huevos			Torta esponjosa	1 rebanada	3.1
Clara cruda y grande	1	0	Torta esponjosa de fresa	1 rebanada	8.9
Entero, crudo y grande	1	5.0	Torta blanca con cubierta de chocolate	1 rebanada	11.0

(continúa)

GUÍA DE LA GRASA —CONTINUACIÓN

Alimento	Porción	Grasa (g)
Galletas		
Jengibre	1	0.6
Barquillo de vainilla	1	0.9
Barra de higo	1	1.0
Postres congelados		
Yogur congelado con sabor a frutas	½ taza	1.0
Sorbete (nieve) de naranja	½ taza	1.9
Helado de vainilla de leche descremada	½ taza	2.8
Helado de vainilla	½ taza	7.2
Helado de vainilla de primera calidad	½ taza	11.9
Pudín (budín) y gelatina		
Pudín de vainilla sin azúcar, leche al 2%	½ taza	1.2
Gelatina	½ taza	0
Pudín de tapioca	½ taza	4.0
Pudín de chocolate sin azúcar, leche al 2%	½ taza	1.9
Pudín de chocolate	½ taza	4.0
Arroz con leche y pasas	½ taza	4.1
Pudín de vainilla	½ taza	5.0

Alimento	Porción	Grasa (g)
Grasas y aceites		
Mantequilla		
Batida	1 cdita	2.4
Normal	1 cdita	3.8
Margarina		
De aceite de maíz, dietética	1 cdita	1.9
Batida	1 cdita	2.7
De aceite de maíz, barrita	1 cdita	3.8
De aceite de maíz o de canola, suave	1 cdita	3.8
Mayonesa		
Baja en calorías	1 cdita	1.3
Normal	1 cdita	3.7
Aceites		
Oliva	1 cdita	4.5
Vegetal	1 cdita	4.5
Salsas		
Picantes	¼ taza	0
Tomate, de lata	¼ taza	0.1
Para tacos, de lata	¼ taza	1.4
Barbacoa	¼ taza	1.2
Marinara, de lata	¼ taza	2.1
Para espaguetis, de lata	¼ taza	3.0
Legumbres		
Frijoles (habichuelas)		
Frijoles blancos pequeños, cocidos	1 taza	1.0

(continúa)

Alimento	Porción	Grasa (g)	Alimento	Porción	Grasa (g)
Frijoles colorados, de lata	1 taza	1.0	Jamón al horno	3.5 onzas	8.9
Frijoles blancos	1 taza	1.2	Lomo de cerdo magro	3.5 onzas	13.5
Refritos	1 taza	2.7	Lomo de espaldilla	3.5 onzas	14.9
Garbanzos, de lata	1 taza	4.6	Chuleta magra asada al horno	3.5 onzas	15.2
Otras					
Lentejas, cocidas	1 taza	0.7	Salchicha de Bolonia	4 lonjas (lascas) (3.5 onzas)	19.7
Chícharos (guisantes) partidos, cocidos	1 taza	1.0	Lomo de cerdo magro y graso, asado al horno	3.5 onzas	21.5
Carnes			Chuleta magra y grasa, asada al horno	3.5 onzas	27.0
Res					
Bottom roast magro	3.5 onzas (98 g)	9.6	Salchichas	8 (3.5 onzas)	32.4
Costilla, magro	3.5 onzas	13.7	**Ternera**		
Carne molida extramagra	3.5 onzas	16.0	Pierna de ternera, magra	3.5 onzas	5.8
Carne molida magra	3.5 onzas	18.4	Costilla magra, en su jugo	3.5 onzas	7.8
Cordero			**Aves**		
Chuleta de costilla magra, asada al horno	1	7.4	**Pollo**		
			Pechuga sin pellejo, asada	3.5 onzas	3.5
Pierna magra, asada	3.5 onzas	7.7	Muslo sin pellejo, asado	1 pequeño	5.7
Lomo, magro, asado	3.5 onzas	10.7	Pechuga con pellejo, asada	3.5 onzas	7.8
Cerdo			Pierna sin pellejo, asada	3.5 onzas	8.0
Tocino canadiense	1 lonja	2.0	Pierna sin pellejo, cocida	3.5 onzas	8.1
Filete de cerdo magro	3.5 onzas	4.8	Pechuga enharinada, frita	3.5 onzas	8.8
Jamón extramagro	3.5 onzas	5.5			

(continúa)

GUÍA DE LA GRASA —CONTINUACIÓN

Alimento	Porción	Grasa (g)	Alimento	Porción	Grasa (g)
Muslo enharinado, frito	1 pequeño	9.2	Lenguado asado al horno	3.5 onzas	1.5
Pechuga capeada	3.5 onzas (98 g)	13.1	Pargo (huachinango, chillo) cocido	3.5 onzas	1.7
Pierna asada	1 pequeña	15.4			
Carne oscura con pellejo, asada	3.5 onzas	15.8	*Halibut* (hipogloso) asado al horno	3.5 onzas	2.9
Pavo			Trucha arco iris cocida	3.5 onzas	4.3
Pechuga sin pellejo, asada	3.5 onzas	0.7	Pez espada cocido	3.5 onzas	5.1
Ahumado	3.5 onzas	3.9	Salmón de lata	3.5 onzas	6.0
Jamón de pavo del muslo	3.5 onzas	5.0	Atún de aleta azul, cocido sin líquido	3.5 onzas	6.2
Carne oscura sin pellejo	3 onzas (90 g)	7.2	Salmón cocido	3.5 onzas	7.5
Pastrami de pavo	3.5 onzas	7.2	Atún de lata en aceite, escurrido	3.5 onzas	8.1
Rollo de pavo de carne blanca	3.5 onzas	7.2	Sardinas de lata, en salsa de tomate	3.5 onzas	11.9
Pescado y mariscos					
Pescado			**Marisco**		
Bacalao cocido	3.5 onzas	0.9	Camarón cocido	3.5 onzas	1.1
Anchoas, filete, de lata	1	0.4	Vieiras cocidas al vapor	3.5 onzas	1.4
Atún de lata, carne blanca, en agua	3.5 onzas	0.5	Almejas cocidas	3.5 onzas	5.8
Anón (abadejo, eglefino) cocido	3.5 onzas	0.9	Vieiras empanizadas y fritas	3.5 onzas	11.4
Platija asada al horno	3.5 onzas	1.5	Camarón empanizado y frito	3.5 onzas	12.1

CÓMO CREAR UNA COCINA BAJA EN GRASA

Si usted tiene problemas de peso —y una familia con niños—, lo más probable es que su cocina esté llena de alimentos que promueven el sobrepeso. Alacenas repletas de sopas de crema y galletas . . . congeladores llenos de cortes de carne altos en grasa y helados . . . despensas atiborradas de hojuelas de papa (*potato chips*) y cereales de caja con azúcar. Si su cocina se parece mucho a la que se describe, definitivamente no es la única.

"La cocina típica de una familia estadounidense tiende a contener muchos alimentos altos en grasa y en calorías y poca fruta, vegetales y productos de cereales integrales", afirma la dietista certificada Gayle Shockey Hoxter, de Murrieta, California. "Para equilibrar nuestra alimentación, el primer paso es surtir la cocina con una selección equilibrada de alimentos, que deben incluir algo de cada uno de los cinco grupos: frutas y vegetales; leche, yogur y queso; carne, aves, pescado, huevos y frijoles (habichuelas); pan, cereales, arroz y pasta; y grasas y aceites. Cuando se adapta la cocina promedio a estas exigencias, por lo común hace falta agregar más frutas y vegetales así como productos de cereales integrales, además de reducir los alimentos altos en grasa."

Ya las estamos oyendo, señoras: "¿Cómo lo voy a hacer para *no* tener hojuelas de papa, queso o helado en la casa? ¡Es lo que más les gustan a mi esposo y a mis hijos! Y para ser franca . . . ¡a mí también me gustan!" Entendemos su problema perfectamente.

Nadie le está diciendo que tire sus alimentos favoritos a la basura. Lo único que estamos sugiriendo es que poco a poco vaya haciendo pequeños cambios en el contenido de su refrigerador y alacenas. La idea es que los alimentos que les encantan a usted y a su familia estén siempre a la mano, pero que los vaya reemplazando, conforme sea posible, por sus versiones bajas en grasa y en calorías.

Cambie por lo menos un alimento al mes, o varios, si es muy ambiciosa. Así se beneficiará de los alimentos bajos en grasa. Tomemos el ejemplo de la leche. "Puesto que a no todo el mundo le gusta el sabor de la leche descremada, todavía sería beneficioso sustituir la leche entera por la leche semidescremada al 1 ó 2 por ciento", dice Hoxter. "Por otra parte, si no le gusta la mayonesa sin grasa o baja en grasa, mézclela con la mayonesa normal. Reducirá un poco la grasa y las calorías sin cambiar mucho el sabor." Entérese de otros cambios que puede hacer en el recuadro "Cómo remozar su cocina" en la página 35. Así, dentro de un año habrá mucha menos grasa en su despensa . . . y en su cintura.

Armas de la guerra contra la grasa

Perder peso no es sólo cuestión de los alimentos que prepara, sino también de los instrumentos que utiliza para prepararlos. Gracias a la vasta selección de aparatos culinarios de todo tipo que se pueden comprar actualmente, es más fácil que nunca reducir la grasa y las calorías de los alimentos que prepara en casa. Revise esta lista para ver qué le falta.

Sartén antiadherente. Una sola cucharada de mantequilla o de aceite en una sartén normal agrega 110 calorías inútiles y 12 gramos de grasa a sus alimentos. En cambio, podrá freír o sofreír (saltear) sus platillos favoritos con muy poca grasa utilizando una sartén antiadherente rociada con aceite vegetal antiadherente en aerosol. Adquiera la mejor sartén que su bolsillo le permite comprar, porque la utilizará mucho. También le hará falta un juego de utensilios de plástico o madera para no rayar la superficie de la sartén.

Vaporera. Hace mucho que existen las vaporeras. Las personas que las utilizan saben que son una maravilla para preparar vegetales, arroz y otros alimentos al vapor sin que se pierda su sabor ni sus nutrientes. Ahora también se consiguen vaporeras con diversos niveles en los que es posible preparar más de un alimento a la vez.

Licuadora (batidora). Otro aparato muy popular es la licuadora, la cual sirve para reducir muchísimo las calorías. Asimismo reproduce la consistencia cremosa que a veces se pierde cuando se elimina la grasa de los alimentos. Además, son muy prácticas para preparar bebidas espumosas, sopas de crema, *dips* y postres. Aparte de los modelos tradicionales con base hay otros de tipo manual que, como son de inmersión, muelen los alimentos directamente dentro de la olla o del tazón (recipiente).

Colador de plástico o de metal. Los coladores son muy buenos para quitar la grasa de la superficie de las sopas y de los caldos.

Horno de microondas. "El horno de microondas es muy útil para preparar comidas bajas en grasa porque le permite cocinar los alimentos sin tener que añadir más grasa", dice la dietista certificada Nancy Clark de Brookline, Massachusetts. Además, el horno de microondas sirve también

CÓMO REMOZAR SU COCINA

Todos tenemos que remozar nuestras casas de vez en cuando, y en este caso conviene empezar por la cocina. Si agrega una cosita por acá y quita otra por allá, dice la dietista certificada Gayle Schokey Hoxter de Murrieta, California, podrá convertir la misma cocina que ahora es fuente de tanta grasa para usted y su familia en un paraíso de la alimentación baja en grasa. A continuación le indicaremos cómo lograrlo.

Cambie...	Por...
En el refrigerador	
Productos lácteos de leche entera	Productos lácteos bajos en grasa o sin grasa (incluyendo leche al 1 ó 2 por ciento)
Quesos altos en grasa	Quesos bajos en grasa o sin grasa
Huevos	Sustituto o clara de huevo
Mantequilla o margarina normal	Margarina baja en calorías
Carnes frías (tipo fiambre) altas en grasa, *hot dogs* o tocino	Carnes frías sin grasa al 98 por ciento; *hot dogs* sin grasa al 80 por ciento; tocino de pavo sin grasa al 90 por ciento
Aliños (aderezos) para ensalada o mayonesa altos en grasa	Aliños para ensalada o mayonesa bajos en grasa o sin grasa
En el congelador	
Carnes y aves altas en grasa	Cortes magros de carne; carne de ave sin piel; carne molida de pavo o de res sin grasa al 90 por ciento
Helado normal	Yogur congelado y postres congelados bajos en grasa o sin grasa, helado hecho con leche descremada
Fruta congelada con azúcar	Fruta congelada sin azúcar
Vegetales congelados con crema y mantequilla	Vegetales congelados sin salsas

(Tenga siempre a la mano panes integrales, *bagels* y *muffins* ingleses.)

(continúa)

CÓMO REMOZAR SU COCINA
—CONTINUACIÓN

Cambie . . .	Por . . .
En su despensa	
Manteca y aceite vegetales, aceite de cacahuate (maní)	Aceite vegetal antiadherente en aerosol; aceites saludables como aceite de oliva, de *canola* y aceites ligeros
Atún, salmón y otros pescados o carne de lata en aceite	Atún y salmón de lata en agua
Cereales de caja con azúcar	Cereales sin azúcar altos en fibra
Galletas altas en grasa	Galletas bajas en grasa
Meriendas altas en grasa (incluyendo palomitas de maíz	*Pretzels*; palomitas de maíz hechas a presión o en el microondas; pasas; hojuelas o nachos sin grasa
Fruta de lata en almíbar (sirope)	Fruta de lata en agua o jugo
Cremas y sopas altas en sodio	Sopas sin grasa al 99 por ciento y bajas en sodio
Galletas saladas altas en grasa	Galletas saladas bajas en grasa; tortitas de arroz
Gelatina y pudines	Gelatina sin azúcar y pudines sin grasa o sin azúcar
Chocolate y bebidas en polvo con azúcar	Chocolate y bebidas en polvo sin azúcar

para hacer más apetitosos hasta los alimentos más sencillos. "Hasta una simple fruta cocida en el microondas es exquisita", agrega Clark.

Centrifugadora para ensaladas. Este aparato no sólo sirve para secar la lechuga mojada. "La centrifugadora es muy buena para mantener frescos y crujientes todos los ingredientes de una ensalada", dice Marie Simmons, columnista sindicada que escribe sobre temas culinarios.

GUÍA DE COMPRAS PARA COMER BIEN

A h, esos pasillos relucientes llenos de lustrosas berenjenas y manzanas ... esas cajotas de cereales inflados ... las caras de los famosos que sonríen desde los frascos de aliños (aderezos) para ensalada o de salsa para espaguetis. ¿Dónde más puede usted conocer así de cerca a Paul Newman si no es en su supermercado favorito, el lugar donde nace el sueño de crear deliciosos y saludables platillos bajos en grasa?

En efecto, cada vez son más las personas que compran su comida pensando en su salud. Una encuesta realizada por el Consejo para el Control de las Calorías (o *CCC* por sus siglas en inglés), ubicado en Atlanta, Georgia, reveló que la demanda de productos *light* (ligeros) está creciendo. Nueve de cada diez adultos estadounidenses mayores de 18 años de edad disfrutan de alimentos y bebidas bajas en calorías y sin azúcar, así como de alimentos bajos en grasa. Hay aproximadamente 171 millones de consumidores entusiastas de estos productos, de los cuales un tercio está tratando de mantener su peso o de adelgazar por medio de una alimentación consciente, según Russ Lemieux, el portavoz del CCC.

"Es necesario cambiar los hábitos alimenticios si se va a controlar el peso a largo plazo. Estos productos permiten a la persona que está a dieta seguir disfrutando de muchos de los mismos alimentos, pero sin tanta grasa ni calorías inútiles", dice Lemieux.

No obstante, no cabe duda que el supermercado es un lugar aterrador para muchas de las personas interesadas en cuidar su figura. ¿Por qué habría de ser así? Porque es muy fácil ceder a la tentación, por muy buenas que sean nuestras intenciones.

Sin embargo, *tenemos* que comer y *tenemos* que comprar comida. ¿Qué podemos hacer para que nuestras idas semanales al supermercado sean experiencias más agradables? ¿Cómo podemos asegurarnos de que regresemos a la casa con sólo los alimentos que vayan a beneficiar nuestra alimentación? Los expertos en la pérdida de peso y nutrición ofrecen los siguientes consejos.

No salga a comprar comida cuando tiene hambre. "Es muy peligroso, porque la fuerza de voluntad se debilita y a veces se nos dan

LOS CHAMACOS, LA COMPRA Y LA COMIDA

Todos hemos presenciado una escena como ésta alguna vez, si no es que muchas: la mamá que arrastra a su hijo irritado y llorón por los pasillos del supermercado hasta que pierde los estribos y le dice bruscamente: "¡Toma! ¡Cómete esto!", abriendo la primera bolsa que encuentra.

Quién sabe . . . quizá *usted* ya haya pasado por lo mismo alguna vez. Es una situación difícil. ¿Cómo se le hace para salir de compras con los hijos sin darles de comer ni traer a casa alimentos que uno no quiere que coman? "¡Deje a los niños en casa!", es la respuesta de Judsen Culbreth, editora de la revista *Working Mother* (La madre trabajadora) y mamá de dos hijos. Sin embargo, no siempre es posible seguir este consejo. Para tal caso, Culbreth tiene varias estrategias sencillas y útiles que le ayudarán a controlar a sus pequeños y a evitar que lo convenzan de entregarles todo el contenido de la dulcería o de apartarse de su sensata lista de compras.

Lleve algo bajo en grasa para picar. "¿Por qué no lleva algunas cosas en su bolsa para que sus hijos coman si les da hambre en el supermercado?", sugiere Culbreth. Prepare unos (*pretzels*), palomitas (rositas) de maíz hechas a presión o palitos de pan por si el hambre los asalta de repente mientras usted recorre los pasillos del supermercado.

Haga participar a su hijo. Si su pequeño todavía no entra a la escuela, convierta la ida al supermercado en un juego pidiéndole que le ayude a

ganas de comprar todo lo que está al alcance de la vista", advierte Jim Fobel, el autor de *Jim Fobel's Diet Feasts* (Los festines dietéticos de Jim Fobel). "A veces tomar un vaso de agua y comer una zanahoria bastan para calmar el hambre antes de salir de la casa."

Siempre haga las compras solo. Tal vez sea más divertido salir de compras acompañado de sus amigos, pero también es posible que se sienta la tentación de adquirir los mismos alimentos altos en grasa y en calorías que se ven tan ricos en el carrito de compras de su amigo.

Use una lista, pero no deje de ser flexible. Siempre es buena idea localizar algún alimento saludable que usted desea comprar. Dígale, por ejemplo: "Ahora hay que ir por manzanas. ¿Las puedes encontrar?" Si el niño o la niña es mayor, dificúltele el juego un poco. Convierta la visita al supermercado en un desafío pidiéndole que le busque varios artículos a la vez. En ambos casos, sus hijos aprenderán a asociar la ida al supermercado con la adquisición de alimentos saludables.

No siempre diga no. Si lo que su hijo le pide no está incluido en su lista, puede optar simplemente por decir con firmeza: "No vamos a comprar eso hoy." Sin embargo, también vale la pena tomar en cuenta lo siguiente. "Se está imponiendo una nueva forma de pensar: que ciertos alimentos no deben prohibirse por completo", dice Culbreth. "En realidad ningún alimento es realmente malo. Simplemente hay algunos de los que no debemos comer demasiado. Está bien dejar que su hijo coma un dulce de vez en cuando. No convierta la comida en una obsesión."

Deles de comer primero. Ya sabemos que no es aconsejable visitar el supermercado cuando se tiene hambre. Sin embargo, el problema aumenta al doble si los niños son los que tienen hambre: querrán devorar todo lo que ven en los estantes. Cálmelos un poco dándoles una merienda (refrigerio) saludable antes de salir de la casa, como una fruta fresca, una barra congelada de fruta o incluso un plato de cereal.

llevar una lista de compras bien meditada. No obstante, según Fobel, quien bajó más de 100 libras (45 kg), "tal vez descubra algún delicioso producto magro en la tienda, como un pescado fresco o un corte magro de carne. A veces aparecen cosas tan perfectas que es inevitable apartarse de la lista."

Saque el máximo provecho de su tiempo con guisos que se preparan en una sola olla. "Me encanta la sopa", dice Nancy Clark, una dietista certificada en Brookline, Massachusetts. "Por eso a veces se me ocurre preparar una gran olla de sopa para toda la semana. Todos los días le voy agregando verduras diferentes según lo que se me antoja, como

CÓMO EVALUAR LO QUE DICEN LAS ETIQUETAS

Antes, la ida al supermercado parecía requerir un doctorado en lingüística, porque muchos nos confundíamos con las indicaciones que aparecían en los envases: "Bajo en grasa." "Bajo en calorías." "Light." "Lite." ¿Cómo iba uno a saber qué escoger si las etiquetas eran tan imprecisas?

Finalmente la Dirección de Alimentación y Fármacos (o *FDA* por sus siglas en inglés) aceptó que las tiendas de comestibles manejaban una variedad absurda de términos que sólo servían para confundir al consumidor. Por lo tanto, desde el mes de mayo de 1994 —gracias a la Ley de Etiquetaje y Educación Alimenticia de los Estados Unidos, puesta en vigor en 1990—, se empezó a usar un sistema uniforme para etiquetar prácticamente todos los tipos de alimentos procesados. Desde entonces, la vida de las personas que cuidan su peso ha sido mucho más fácil.

Ahora los tamaños de las porciones son iguales para todos los productos correspondientes a unas 140 categorías de alimentos. Por lo tanto, se ha vuelto mucho más sencillo comparar el contenido en grasa y calorías de dos alimentos, desde el arroz hasta las zanahorias enlatadas.

Además, la mejor noticia de todas para las personas que desean bajar de peso es que todas las descripciones de los productos que hagan referencia a su valor dietético tienen que ajustarse a las definiciones establecidas por la FDA. Entre éstas están las siguientes:

- *Calorie-free* (sin calorías): hasta cinco calorías por porción

- *Sugar-free* (sin azúcar): hasta 0.5 gramos de azúcar por porción

- *Fat-free* (sin grasa): hasta 0.5 gramos de grasa por porción

- *Low-fat* (bajo en grasa): hasta 3 gramos de grasa por porción o por 200 gramos del alimento

- *Light o "lite"* (ligero): se aplica a los productos con un tercio menos de calorías que su versión normal

lentejas un día y repollo (col) al otro", indica ella. "También llego a preparar chile con carne para toda la semana y me lo como tal cual el primer día, agrego un poco de carne molida de pavo al otro día, lo sirvo en tacos al tercer día y con arroz al cuarto."

Revise las hierbas y especias frescas. "Actualmente existe una gran selección de éstas que se encuentran en casi todos los supermercados", afirma Marie Simmons, columnista sindicada que escribe sobre temas culinarios. "Entre más ingredientes frescos utilice, menos le hará falta la grasa."

No se pase con los aditivos. Fobel está convencido del valor de los alimentos frescos y siempre lee las etiquetas. "Si la lista de ingredientes es demasiado larga, automáticamente despierta mis sospechas. Tiendo a regresar el paquete de inmediato. Mi cereal preferido es *shredded wheat*, ¡y el único ingrediente mencionado en la caja es el trigo!" Los productos bajos en calorías y en grasa sin duda ayudan mucho a las personas que están a dieta, pero no vaya a omitir de su régimen diario los alimentos "genuinos", es decir, las frutas y los vegetales frescos así como otros alimentos no procesados.

Compre lo mejor. Si siempre escoge alimentos de la mejor calidad que su bolsillo le permite pagar, su paladar no extrañará los alimentos altos en grasa que está tratando de evitar, opinan los expertos.

No compre nada "por si acaso". Las palabras "por si acaso" —por si alguien llega de improviso, por si a los niños se les antoja algo dulce— han destruido muchos programas para bajar de peso. Compre sólo los alimentos que usted sabe son deliciosos pero bajos en grasa y en calorías, y hágalo pensando en usted y en su familia, no en algún invitado fantasma que tal vez nunca llegue. Por si acaso llegue un invitado, usted podrá servirle los mismos exquisitos alimentos bajos en grasa que usted siempre tiene a la mano.

TRUCOS DE LA COCINA BAJA EN GRASA

A ver, ¿usted qué opina de la siguiente afirmación?: Es demasiado tardado y complicado preparar platillos sanos bajos en grasa todos los días. ¿Cierto o falso? ¡Falsísimo! Y por si aún lo duda, los trucos de cocina presentados en este capítulo se lo probarán. Claro, el arroz integral o los frijoles crudos no se cocinan en diez minutos, y la lista de ingredientes de algunas recetas bajas en calorías es bastante larga. Sin embargo, no se deje intimidar. Existen muchísimos platos fáciles y rápidos de preparar —este libro incluye varios ejemplos— que le ayudarán a reducir tanto el tiempo que pasa en la cocina como la grasa de sus platillos favoritos.

Tome nota, por favor, de que estamos hablando de reducir la grasa, no de eliminarla por completo. Al fin y al cabo "no es posible omitir la grasa por completo, ¡porque sabe riquísima!", señala Marie Simmons, columnista sindicada que escribe sobre temas culinarios. "Sin embargo, es posible adaptarse. Si una receta pide ¼ taza de aceite de oliva, por ejemplo, en lugar de omitir el aceite, use sólo 1 cucharada para guisar y luego agregue otra ½ cucharada al final. Así se conservará el sabor original."

La nutrióloga y dietista certificada Anita Hirsch, quien da clases de cocina saludable, dice que a sus estudiantes siempre les preocupa que las recetas no vayan a salir bien si reducen la cantidad de grasa. "Sin embargo", dice Hirsch, "luego van a su casa, preparan un plato con la mitad de la grasa de costumbre, ¡y llegan a contarme que sus maridos se lo comieron sin darse cuenta de la diferencia! Ésa es la prueba de fuego."

La siguiente lista incluye muchas ideas sencillas para reducir la grasa que le ayudarán a crear platillos exquisitos en su casa cualquier día de la semana y sin robarle el tiempo.

Cuente con el consumé. A veces es necesario servir una sopa o una salsa en cuestión de minutos. Para esos casos, tenga siempre a mano unas latas de consomé en el refrigerador. Le servirán para agregar un toque de sabor instantáneo a casi todos sus platillos. Además, al enfriarse el consomé, la grasa forma una capa sólida en la superficie del consomé, lo cual facilita quitársela.

Cójale el gusto al caldo. Prepare un consomé casi instantáneo sin un solo miligramo de grasa. Para ello sólo hay que cubrir con agua hirviendo cualquier tipo de hongo seco, como *porcini* o *shiitake*. Remójelos durante unos 15 minutos. Cuele el caldo, que aunque usted no lo crea adquiere un rico sabor a carne, y utilícelo como ingrediente líquido para un arroz estilo *pilaf* o para agregar sabor a guisos (estofados) y salsas.

No fría. Cuando el pescado se cuece a fuego lento en lugar de freírlo, los gramos de grasa se reducen dramáticamente. Hay una manera fácil y rica de cocer un filete de pescado sin recetas especiales ni listas interminables de ingredientes. Simplemente consiga una lata de aromatizante para cangrejo (*crab boil*). Ponga un poco de esta sabrosa mezcla de especias en una sartén medio llena de agua, agregue el pescado y cocínelo a fuego lento hasta que esté bien cocido; unos filetes delgados quedan listos en menos de diez minutos.

Si lo que usted quiere es preparar el pescado al horno, por otra parte, omita la mantequilla y bañe el pescado en un poco de jugo de limón o de naranja o en un picante cóctel de verduras. Tendrá una verdadera delicia.

Sofría sin aceite. Si quiere, puede sofreír (saltear) sus alimentos, dice Hirsch, siempre y cuando limite la cantidad de aceite. "Utilice una sartén antiadherente y empiece con la menor cantidad posible de aceite." Siempre podrá agregar un poco más de aceite o de consomé de pollo sin grasa más tarde.

Otra opción es la de "sofreír" sus alimentos con unas cuantas cucharadas de algún líquido sabroso sin grasa, como vino o jugo de tomate, o bien consomé de pollo o de res sin grasa.

Saboree los jugos naturales. Sofreír los vegetales nadando en aceite en una sartén no sólo llena las comidas (y su figura) de grasa, sino que también oculta los sabores naturales de los alimentos. Sin embargo, existe un truco para hacer resaltar sus ricos sabores naturales: sofríalos en una sartén antiadherente a fuego lento en una mezcla de un poco de aceite con agua. "Algunos vegetales ya contienen un 90 por ciento de agua", explica Simmons. "Es fácil sacarles sus jugosos sabores cuando se cocinan a temperaturas bajas."

Sirva unas papitas perfectas. Olvídese de las papitas fritas empapadas de grasa y prepare una rica merienda (botana, refrigerio) de batata dulce (camote, *sweet potato*), que además de ser deliciosa y baja en grasa es muy nutritiva.

Corte la batata dulce sin pelar en rodajas gruesas (más o menos de ½ pulgada/1 cm de grueso) y páselas por una mezcla de salsa de soya baja en sodio con unas cuantas gotas de aceite de sésamo (ajonjolí). Ase hasta que queden crujientes y doradas, a la parrilla o en el asador del horno.

No espere el arroz. Cuando no tiene 45 minutos para preparar un

¡COMBATA LA GRASA!

¿Le interesa seguir comiendo lo mismo pero también reducir bastante la grasa y las calorías? No hay problema. Existen varias maneras sencillas y fáciles de lograrlo. Simplemente siga estas indicaciones.

En lugar de . . .	Use . . .	Y se ahorrará . . .
1 taza de leche entera	1 taza de leche descremada	8 g de grasa, 64 cal.
	o	
	1 taza de leche al 1%	5 g de grasa, 48 cal.
1 taza de crema	1 taza de leche descremada evaporada	60 g de grasa, 392 cal.
1 taza de crema agria	1 taza de crema agria sin grasa	39 g de grasa, 256 cal.
	o	
	1 taza de yogur* sin grasa	40 g de grasa, 289 cal.
	o	
	1 taza de yogur* bajo en grasa	37 g de grasa, 272 cal.
	o	
	1 taza de requesón al 1% molido en la licuadora (batidora) con 1 cda de jugo de limón fresco	38 g de grasa, 249 cal.
1 huevo	2 claras de huevo	5 g de grasa, 47 cal.
	o	
	¼ taza de sustituto de huevo	6 g de grasa, 54 cal.
1 onza (28 g) de chocolate sin azúcar para hornear	3 cdas de cocoa en polvo + 2 cditas de aceite vegetal	4 g de grasa, 63 cal.
1 taza de queso crema	1 taza de requesón seco (pot cheese)	72 g de grasa, 672 cal.
1 taza de queso ricotta de leche entera	1 taza de requesón al 1%	30 g de grasa, 268 cal.

*En las recetas que piden calentar una salsa de yogur, agregue 1 cucharada de maicena por cada taza de yogur para evitar que éste se corte.

arroz integral, pruebe algún otro cereal también muy saludable pero mucho más rápido de cocinar. Hay varios que tardan entre 5 y 12 minutos para cocinar perfectamente una vez que hierve el agua: arroz integral de cocción rápida (10 minutos), cebada de cocción rápida (12 minutos), pasta *Bulgur* (7 minutos) y cuscús (5 minutos).

Aproveche el aerosol. Los aceites vegetales antiadherentes en aerosol, incluyendo unos con rico sabor a mantequilla o aceite de oliva, son imprescindibles para los cocineros conscientes de la salud. Utilícelos en todos sus platillos, desde unas *frittatas* hasta platillos sofritos al estilo asiático, y ahorre cantidades impresionantes de grasa.

Prefiera la pureza virginal. Si va a utilizar aceite de oliva, sugiere Simmons, opte por el extra virgen. "Cuesta más caro", admite la experta, "pero el sabor se conserva mejor y por lo tanto se usa menos."

Cuide la leche. Dos vasos de leche entera al día durante un año, ya sea tomados o utilizados para cocinar, significan un consumo impresionante de grasa: ¡12 libras (5 kg)! Si los cambia por la misma cantidad de leche semidescremada al 1 por ciento, la cantidad de grasa baja a las dos terceras partes. Sin embargo, lo mejor es la leche descremada; a lo largo de todo un año, dos vasos diarios sólo suman 0.1 libra (45 g) de grasa.

Recorte la carne. Facilítese la tarea de cortar la grasa y los pellejos poniendo la carne de res, de puerco o de pollo cruda en el congelador de 15 a 20 minutos. El contacto con el aire frío endurece la grasa y se deja recortar muy fácilmente.

Quítele el pellejo. "Algunas personas le quitan el pellejo al pollo antes de cocinarlo, pero luego no les gusta porque el pollo queda seco", admite Hirsch. "Si quiere, puede cocinarlo con el pellejo, pero acuérdese de desecharlo antes de comerse el pollo."

Perfeccione su pasta. Los platillos con pasta no tienen que llenarse de aceite o de crema para obtener un sabor riquísimo. Para preparar una deliciosa pasta primavera en un instante, ponga la pasta seca en agua hirviendo. Unos tres minutos antes de que esté lista, agregue una bolsa de vegetales mixtos congelados. Se descongelarán en muy poco tiempo en el agua hirviendo. Escurra muy bien y mezcle con unas gotas de aceite de oliva y una ligerísima espolvoreada de queso parmesano rallado.

Prepare un rico postre helado. Tenga siempre en su congelador alguna fruta ya pelada y picada en rodajas para poder preparar un exquisito postre sin grasa en cualquier momento. Guarde la fruta en bolsas de plástico; cuando la necesite, muela los pedazos muy bien en un procesador (licuadora/batidora) de alimentos. Son muchas las frutas que dan excelentes resultados cuando se preparan de esta manera: moras, melocotones (duraznos), ciruelas, plátanos amarillos (guineos, bananas), mangos, papayas (lechosas, frutas bomba) y kiwis, para sólo mencionar unas cuantas.

Échele sazón. No extrañará el sabor de la mantequilla o el aceite en sus vegetales, pescado o carne si aprende a cocinar con hierbas y especias. Compre mezclas de condimentos para no llenar su especiero de docenas de frasquitos. Los supermercados ofrecen desde *currys* auténticos (premezclados) hasta combinaciones de hierbas y otras especiales para pastel de calabaza, pescado, pollo, carne y vegetales. Estas especias premezcladas agregarán sabor, no grasa, a sus platillos en un instante.

En cuanto a las ensaladas o las recetas que necesitan vinagre, pruebe los vinagres con sabor a fruta o hierbas.

NUTRICIÓN: CÓMO OBTENER LO QUE NECESITA

Hoy en día, la vida de las personas interesadas en una buena nutrición se ha vuelto mucho más fácil. Las reglas establecidas por los expertos en cuanto lo que necesitamos son más sencillas y fáciles de seguir que las de ayer. Incluso es posible decir que se ajustan más a lo que dicta el sentido común. Y lo más probable es que hayan cambiado muchísimo desde que usted estuvo en la escuela.

Durante muchas décadas se aceptaron las pautas dietéticas basadas en los cuatro grupos alimenticios básicos que vieron crecer e hicieron engordar a muchos de nosotros. Hoy en día francamente dan risa esas recomendaciones de comer cuatro o más porciones diarias de productos de leche entera (que podían incluir helado, quesos y pudines llenos de azúcar) y dos o más porciones diarias de carne (lo cual podía interpretarse fácilmente como un bistec de costilla de 12 onzas/336 g). O tal vez deberíamos decir que dan miedo, si las analizamos desde el punto de vista de lo que actualmente sabemos acerca de la buena nutrición.

En aquellos viejos tiempos lo que les interesaba a los dietistas era que la gente obtuviera todos los nutrientes requeridos por sus cuerpos, indica Dianne Odland, una portavoz del Departamento de Agricultura de los Estados Unidos (o *USDA* por sus siglas en inglés).

"Tardamos hasta los años 70 en darnos cuenta de que proporcionar nutrientes al cuerpo no es lo único que hace la alimentación y de que no debemos consumir en exceso ciertos elementos que los alimentos también contienen", explica Odland. "Actualmente estamos más consciente de la conexión que existe entre la alimentación y las enfermedades."

Cómo usar la Pirámide de Alimentos

En abril de 1992, después de haber invertido aproximadamente 1 millón de dólares en investigaciones y tras muchos ajustes, el USDA por fin dio a conocer lo que ahora conocemos como la Pirámide de Alimentos.

La pirámide no es perfecta. No incluye, por ejemplo, las versiones bajas en grasa o bajas en sodio de los alimentos que se encuentran en cada categoría, ni tampoco toma en cuenta ciertos problemas de salud como la diabetes. De todas maneras, esta pirámide inaugura una nueva era más saludable para los habitantes de los Estados Unidos. Da mayor importancia a los cereales, el pan, los vegetales y la fruta, y pone menos énfasis en las grasas, los aceites, el azúcar y el alcohol. Por lo tanto, la persona que decida guiarse por ella prácticamente se estará asegurando una alimentación saludable y variada.

"La Pirámide de Alimentos recalca el hecho de que la alimentación saludable implica un acto de equilibrio y que ningún grupo de alimentos se sostiene solo", señala la dietista certificada Gayle Shockey Hoxter de Murrieta, California. "Deja muy claro que las personas que alguna vez se hayan sometido a dietas de pura fruta o sólo de proteínas pusieron en peligro su salud."

La Pirámide de Alimentos resulta particularmente útil para las personas que quieren tener una buena nutrición y bajar de peso al mismo tiempo, dice Hoxter. La nutrióloga sugiera que se use como guía básica, además de tomar en cuenta las siguientes indicaciones.

Conviértelas en condimentos. Hay que dejar de pensar en los productos de carne y lácteos como el platillo principal. En cambio, úselos como si se tratara de condimentos, reduciendo las porciones y acompañándolos con los carbohidratos complejos que se encuentran en los cereales, el pan, las frutas y los vegetales.

Manténgase con lo magro. De los alimentos incluidos en cada categoría de la pirámide, elija versiones bajas en calorías, bajas en grasa o sin azúcar. Dentro de la categoría compuesta por carne de res, de puerco y de ave, pescado, frijoles (habichuelas), huevos y nueces, por ejemplo, escoja los cortes más magros de carne que pueda conseguir y utilice sólo cantidades moderadas de huevo entero, o bien sustituto o claras de huevo.

Cuide sus porciones. Cada categoría de alimentos maneja cierto margen de porciones diarias recomendadas. Limítese, en lo posible, al número más bajo. Las mujeres que quieren bajar unas cuantas libras, por ejemplo, sólo deberían comer dos porciones diarias de productos lácteos y seis de pan, cereales, arroz o pasta.

Entréguese a los vegetales. No coma menos de las cinco porciones recomendadas de frutas y vegetales al día. (Tenga presente que los vegetales tienen menos calorías que las frutas.)

Cómo obtener los nutrientes que necesita

Ya sea que usted decida hacer caso de la Pirámide de Alimentos o de otras pautas dietéticas en su lucha por deshacerse de las libras excesivas, acuérdese siempre de que es muy imprudente bajar de peso sin hacer caso de la

LAS CANTIDADES
QUE USTED NECESITA

Cuando se trata de bajar de peso, hay que tener mucho cuidado en satisfacer las necesidades alimenticias del cuerpo. Sin embargo, ¿cuántos nutrientes hacen falta exactamente? La siguiente tabla enumera las cantidades más recientes recomendadas oficialmente en los Estados Unidos (los Consumos Diarios Recomendados o *RDI* por sus siglas en inglés) para las principales vitaminas y minerales que su cuerpo requiere.

Nutriente	Valor Diario	Nutriente	Valor Diario
Vitaminas		**Minerales**	
Vitamina A	5,000 I.U.*	Calcio	1 g
Tiamina	1.5 mg	Cinc	15 mg
Riboflavina	1.7 mg	Cobre	2 mg
Niacina	20 mg	Fósforo	1 g
Vitamina B_6	2 mg	Hierro	18 mg
Vitamina B_{12}	6 mcg	Magnesio	400 mg
Biotina	0.3 mg	Yodo	150 mcg
Ácido fólico	0.4 mg		
Ácido pantoténico	10 mg		
Vitamina C	60 mg		
Vitamina D	400 I.U.		
Vitamina E	30 I.U.		

*Unidades internacionales

nutrición; es más, incluso puede perjudicar su salud. Según la dietista certificada Jayne Hurley, nutrióloga adjunta en el Centro de las Ciencias en Beneficio del Interés Público de Washington, D.C., "se puede adelgazar con cualquier dieta, pero lo más importante siempre es alimentarse de una manera sana".

Tome las siguientes precauciones para cuidar su salud lo mejor posible mientras esté a dieta.

(continúa en la página 52)

CÓMO ESCALAR LA PIRÁMIDE

Se ve bastante sencillo el asunto de esta pirámide alimenticia, cuyas cuatro secciones incluyen la cantidad de porciones que se deben comer de cada uno de los principales grupos alimenticios. Por lo tanto, sólo hay que comer diariamente las porciones señaladas en la pirámide para emprender el camino directo hacia la buena nutrición. Sin embargo, ¿cuánto es una porción? No se preocupe, no es nada difícil. A continuación le ofrecemos una guía sencilla de la cantidad de las porciones que corresponden a cada tipo de alimento.

PAN, CEREALES, ARROZ Y PASTA

1 rebanada de pan
½ taza de arroz o pasta cocida
½ taza de cereal cocido
1 onza (28 g) de cereal de caja

VEGETALES

½ taza de vegetales crudos o cocidos, picados
1 taza de vegetales de hoja, crudos

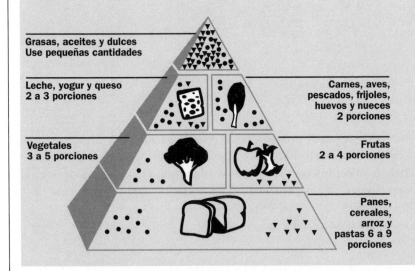

Grasas, aceites y dulces
Use pequeñas cantidades

Leche, yogur y queso
2 a 3 porciones

Carnes, aves,
pescados, frijoles,
huevos y nueces
2 porciones

Vegetales
3 a 5 porciones

Frutas
2 a 4 porciones

Panes,
cereales,
arroz y
pastas 6 a 9
porciones

FRUTAS

1 fruta entera pequeña o un pedazo de melón
¾ taza de jugo
½ taza de fruta de lata
¼ taza de fruta seca

LECHE, YOGUR Y QUESO

1 taza de leche o yogur
1½ a 2 onzas (42–56 g) de queso

CARNE DE RES, DE PUERCO Y DE AVE, PESCADO, FRIJOLES (HABICHUELAS), HUEVOS Y NUECES

2 ½ a 3 onzas (70–84 g) de carne magra cocida de res, puerco o ave o de pescado cocido

Cada ½ taza de frijoles cocidos, 1 huevo o 2 cucharadas de crema de cacahuate (maní) equivale a 1 onza (28 g) de carne magra.

GRASAS, ACEITES Y DULCES

Limite las calorías que obtenga de estas fuentes, sobre todo si necesita bajar de peso.

¿CUÁNTAS PORCIONES DEBE COMER TODOS LOS DÍAS?

	Mujeres y algunos adultos mayores (aprox. 1,600 calorías*)	Niños, muchachas adolescentes, mujeres activas y la mayoría de hombres (aprox. 2,200 calorías*)	Muchachos adolescentes y hombres activos (aprox. 2,800 calorías*)
Panes	6	9	11
Vegetales	3	4	5
Fruta	2	3	4
Leche	2–3†	2–3†	2–3†
Carnes	2 (5 onzas/140 g en total)	2 (6 onzas/168 g en total)	3 (7 onzas/196 g en total)

*Éste es el total de calorías que resulta si elige alimentos magros y bajos en grasa de los cinco grupos de alimentos y si come sólo muy pequeñas cantidades del grupo de las grasas, los aceites y los dulces.
†Las mujeres embarazadas o que están amamantando, los adolescentes y los jóvenes adultos hasta los 24 años de edad necesitan tres porciones.

"Vitamínese". "Estoy convencida de que conviene tomar un suplemento de vitaminas y minerales al día para estar completamente seguro de no sufrir alguna deficiencia alimenticia, porque los hábitos alimenticios de la gente son demasiado erráticos", dice Donna Dispas-Gebert, directora del departamento de servicios alimenticios en el Centro Benjamin Franklin para el Control del Peso y el Metabolismo ubicado en Allentown, Pensilvania. "En el invierno es particularmente recomendable tomar un suplemento, porque los vegetales y la fruta pasan más tiempo en los camiones de transporte y pierden nutrientes."

Cuide el hierro. Todas las mujeres que consuman menos de 1,800 a 2,000 calorías al día —lo cual incluye a la mayoría de las que están tratando de bajar de peso— están en peligro de sufrir una deficiencia de hierro, advierte Dispas-Gebert. "Las mujeres tienden a perder un poco de hierro durante la menstruación. Si a eso se agrega una dieta baja en calorías, lo más probable es que no estén consumiendo los 18 miligramos de hierro que necesitan diariamente", afirma.

Por lo tanto, lo más recomendable es tomar un suplemento de vitaminas y minerales que contenga una dosis adicional de hierro. Mejor todavía, trate de aumentar el hierro que obtiene todos los días a través de su alimentación; para ello, escoja cortes magros de carne, pollo o pescado, así como cereales enriquecidos con hierro.

Asegúrese de obtener suficiente calcio. Todas las mujeres corren el peligro de sufrir otra deficiencia, la del calcio. Este peligro aumenta cuando se ponen a dieta. "Necesitamos unos 1,000 miligramos al día", indica Dispas-Gebert. "Si usted no consume alrededor de 2,000 calorías al día o si tiene una alergia a los productos lácteos, probablemente no esté recibiendo la cantidad suficiente de calcio."

Hace falta una dosis considerable de calcio para prevenir la osteoporosis, particularmente en las mujeres que ya pasaron la edad de la menopausia, pero con frecuencia también a una edad tan temprana como los 35 años. Por lo tanto, muchos nutriólogos y médicos recomiendan consumir hasta 1,500 miligramos al día, o sea, dosis mayores que las señaladas por los Consumos Diarios Recomendados (o *RDI* por sus siglas en inglés). Es prácticamente imposible obtener todo el calcio que se necesita sólo a través de la alimentación. Por lo tanto, los suplementos resultan esenciales.

Dispas-Gebert opina que los suplementos "multipreparados" no contienen suficiente calcio para cubrir esta necesidad. Recomienda que se tome carbonato de calcio, la presentación de calcio absorbida con mayor facilidad por el cuerpo. "Son buenos el *Oscal* o los *Tums*", afirma.

No escatime las proteínas. A la hora de recortar las calorías, no hay que olvidarse de las proteínas, advierte la Dra. Lila Wallis, fundadora y primera presidenta del Consejo Nacional para la Salud de la Mujer. La persona que más peligro corre de sufrir una deficiencia proteínica es la que sigue una dieta exageradamente baja en calorías, o sea, de menos de 1,000 calorías diarias. (Desde luego nunca es recomendable bajar a esos extremos.) Cuando se come muy pocas proteínas, afirma la Dra. Wallis, se corre el peligro de perder tejido muscular y óseo. "Una dieta muy baja en proteínas y la deficiencia de potasio que resulta de ella puede afectar la contractilidad del músculo cardíaco", indica la doctora. "Este problema es la causa más común de muerte entre las personas que siguen dietas muy bajas en calorías."

Consuma la cantidad de grasa adecuada. Actualmente, la consigna de la buena nutrición sin duda es bajar la grasa. Sin embargo, existe el peligro de que algunas personas traten de eliminar la grasa por completo cuando se ponen a dieta, dice la dietista certificada Judy E. Marshel de Great Neck, Neuva York. Esta decisión puede provocar una deficiencia esencial de ácidos grasos, explica la dietista.

"Si usted nota que empiezan a aparecer una especie de surcos en sus uñas o si se le comienza a caer el cabello, podrían ser los síntomas de una deficiencia esencial de ácidos grasos", indica Marshel. "Nuestro cuerpo necesita los ácidos omega-3 y omega-6 que se encuentran en pescados grasos como el salmón y la caballa (macarela), así como en los aceites vegetales. Si usted escoge sus alimentos con cuidado, no tendrá ningún problema por seguir una dieta baja en grasa, pero tiene que incluir estos alimentos."

A propósito de los aceites vegetales, ofrecen la ventaja adicional de bajar su nivel de colesterol y de servir de buenas fuentes de vitamina E, nutriente que al decir de los expertos ayuda a reforzar el sistema inmunológico del cuerpo contra ciertas enfermedades.

Tome mucha agua. Si usted está cuidando su figura, seguramente también está haciendo más ejercicio. Esto significa que corre el peligro de sufrir de otra deficiencia: la del agua. Afortunadamente la solución es fácil: tome más.

"Por regla general, los habitantes de los Estados Unidos están deshidratados", dice Dispas-Gebert. "El agua corresponde al 55 ó 60 por ciento del peso total del cuerpo, y el estadounidense típico requiere unas

64 onzas (2 litros) de agua al día para mantener ese nivel si hace entre 20 y 40 minutos de ejercicios tres veces por semana."

¿Y las bebidas especiales para deportistas como el *Gatorade*? ¿Ofrecen algún beneficio especial que el agua simple no sea capaz de brindarnos? Estas bebidas se distinguen por contener electrolitos como potasio, sodio y cloruro, entre otros, y es cierto que las reservas de electrolitos del cuerpo llegan a agotarse rápidamente si se realiza una actividad física enérgica. Sin embargo, nos estamos refiriendo a una actividad que realmente gaste *mucha* energía y que haga sudar bastante. En este caso, una bebida para deportistas puede servir para reemplazar un poco del potasio perdido, señala Dispas-Gebert. No obstante, "en el caso de una persona común, el agua contiene suficientes electrolitos para compensar los que pueda perder", agrega la experta.

EJERCICIO: SU ARMA SECRETA

¿Por qué es tan difícil guardar la línea? La mayoría de las personas jurarían que en realidad no comen tanto. De hecho, casi todos estamos convencidos de que comemos menos ahora que hace años, cuando pesábamos 10, 20 o incluso 50 libras menos que hoy. Y es muy posible que sea cierto.

Si el problema no radica en la cantidad de comida, ¿cuál es la verdadera razón por la que tantas personas están excedidos de peso? La respuesta se encuentra muy bien resumida en el título de la película clásica *Tiempos modernos* de Charlie Chaplin. Los tiempos modernos han creado una deficiencia enorme: la falta de ejercicio. Esto es lo que tiene a la población de los Estados Unidos enfrascada en la lucha contra el terrible problema de la obesidad.

A pesar de lo que hemos oído y leído acerca de la alegación de que los estadounidenses supuestamente estamos obsesionados con los aeróbicos y con caminar para mejorar nuestra forma física, entre otras muchas cosas, la realidad es que la persona común de hoy hace mucho menos ejercicio que la de una o dos generaciones antepasadas.

En aquel entonces, durante los años 40, 50 e incluso los 60, la gente quemaba más calorías en su vida diaria normal. Los años 90, por el contrario, se caracterizan por una gran deficiencia de ejercicio. Son muy pocas las personas que se dan cuenta de la magnitud de esta deficiencia, aunque los resultados nos miren diariamente, burlones, desde la carátula de la pesa (báscula). Y estamos pagando el precio no sólo con nuestro peso sino con nuestra vida misma. Así lo confirman las autoridades en cuestiones de salud, que señalan el estilo de vida sedentario como uno de los principales factores de riesgo para las enfermedades cardíacas.

Han desaparecido para siempre todas las actividades cotidianas normales con las que quemábamos calorías y nos manteníamos esbeltos, sin fijarnos siquiera y sin grandes esfuerzos.

Por ejemplo, años atrás, la gente caminaba mucho más, sea para llegarse a la tienda o al trabajo o al subir las escaleras en el edificio donde trabajaban. Cada una de esas caminatas representaban por lo menos 100 calorías quemadas, las cuales hoy en día se encuentran en nuestras cinturas.

La tecnología también ha influido muchísimo en el sobrepeso que tantos de nosotros llevamos hoy en día. ¿Sabía que al usar el control

(continúa en la página 58)

CÓMO ENCONTRAR EL TIEMPO PARA EJERCITARSE

¿Todavía está convencido de que no tiene tiempo para hacer ejercicio? Entonces queremos recordarle que los ejercicios no nos hacen perder tiempo sino todo lo contrario: ganamos tiempo.

Suena difícil de creer, ¿verdad?

Sin embargo, en realidad es muy sencillo. Después de más o menos una semana de hacer algún ejercicio regularmente, muchas personas afirman que su energía y resistencia han aumentado tanto que tienen la impresión de haber agregado varias horas de productividad a cada día.

Además, el ejercicio le permite tener más tiempo en un sentido muy literal: las sesiones regulares de ejercicios aeróbicos reducen el peligro de sufrir enfermedades del corazón, osteoporosis y otras afecciones posiblemente mortales; por lo tanto, usted estará agregando días y tal vez años a su vida.

¿Todavía no encuentra cómo agregar una hora de ejercicios a su agenda, que de por sí está llenísima? Quizás alguna de las siguientes ideas ayude a resolver su problema.

Sea activo por la mañana. En lugar de echarse ese sueñecito por la mañana cuando ya sonó el despertador, póngase a hacer ejercicio. Pocas cosas podrán disuadirlo a esta hora, antes de que empiece sus actividades diarias. Es posible que ésta sea la razón por la cual las personas que hacen ejercicio por la mañana suelen ser más fieles a sus programas de actividad física. Por lo menos esto es lo que nos indica la Dra. Susan Zelitch Yanovski, experta en problemas de obesidad del Instituto Nacional para la Diabetes y las Enfermedades Digestivas y Renales de Bethesda, Maryland.

"Cuando los pacientes llegan a consulta para decirme que siempre están cansados, yo les sugiero: '¡Levántese temprano y camine un rato a paso ligero!' Siempre regresan a decirme: 'Me siento muy bien y tengo muchísima más energía'", indica la Dra. Debra Judelson, cardióloga y presidenta del subcomité para enfermedades cardiovasculares de la Asociación de Doctoras de los Estados Unidos.

Camine y converse. Aproveche para los ejercicios el tiempo que normalmente dedica a conversar por teléfono, a la hora de la comida o en el despacho. Quizá usted pueda encontrar la manera de sostener esas mismas conversaciones en sus salidas a caminar, trátese de un diálogo íntimo con un buen amigo o de una cita para ver cómo su asociación cívica va a recaudar fondos este año.

Infórmese. Haga lo que practica el Dr. Morton H. Shaevitz, un especialista en el control del peso: póngase en forma mientras se informa. Todos los días, el Dr. Shaevitz lee el periódico o ve el canal de noticias *CNN* mientras hace ejercicios en su bicicleta fija.

Póngase en forma saliendo de compras. Basta con dejar el coche en casa para que la ida a la tienda se convierta en una eficaz sesión de ejercicios. Divida sus comestibles entre dos bolsas con asas antes de salir de la tienda, de manera que el peso esté repartido entre ellas más o menos por partes iguales. Sostenga una bolsa con cada mano; ahora levante y bájelas al caminar, doblando los codos, ya sea una y luego la otra o, mejor aún, las dos al mismo tiempo. En cuanto se le cansen los brazos, simplemente cargue las bolsas en forma normal a lo largo de una o dos cuadras. Repita los mismos movimientos hasta llegar a su casa.

Ejercicios para los trotamundos. Tal vez su trabajo lo obligue a viajar mucho. En este caso, aproveche esos momentos de tiempo muerto para mejorar su condición física. Disponga las cosas de tal manera que pueda llegar a su destino con 30 ó 60 minutos de anticipación y así le dé tiempo de utilizar el gimnasio del hotel o de salir a correr. ¿Está haciendo escala en algún aeropuerto? Guarde su equipaje de mano en un casillero, póngase los tenis y dé un par de vueltas a la terminal.

remoto del televisor en vez de levantarse a cambiar el canal, usted quema 140 calorías menos a diario? Esto se traduce en 12 libras (5 kg) adicionales en su cuerpo. Fregar y limpiar después de comer quemaba el equivalente de 5 libras (2 kg) al año, pero ya que muchos de nosotros contamos con un lavaplatos, esos son más calorías que se cuelan en el cuerpo. Lo mismo sucede cuando se trata de cortar el césped (pasto) con la cortadora motorizada en vez de la manual. Al aprovechar la conveniencia de la motorizada, otros 4 libras (2 kg) terminan alojándose en nuestros cuerpos. Cuando venimos a ver, comparados con nuestros padres y abuelos, pesamos 25 libras (11 kg) más que ellos a pesar de que hoy en día comemos menos.

PEOR ES NADA

Por años los expertos han pensado que hay que ejercitarse bastante tiempo varias veces a la semana para ponerse en forma. Pero ahora resulta que nuevos estudios revelan pruebas muy convincentes de que incluso un poco de actividad física es mucho mejor que nada, aunque sólo se trate de 30 minutos a lo largo del día unas cuantas veces por semana.

"Nos equivocábamos antes al insistir en que, para que tuviera valor, el ejercicio debía ser una actividad aeróbica sostenida", dice el Dr. Steven N. Blair, P.E.D., director de epidemiología y aplicaciones clínicas en el Instituto Cooper para la Investigación sobre los Aeróbicos en Dallas. Asimismo sospecha que esa insistencia haya contribuido a espantar a un gran porcentaje de la población de los Estados Unidos, ya que entre el 20 y el 30 por ciento de los estadounidenses son totalmente sedentarios. Esto los pone en mucho peligro de sufrir enfermedades del corazón, además de que probablemente tengan que luchar contra el sobrepeso.

Es muy posible que a muchos nos intimide la simple idea de correr, jugar tenis o dar decenas de vueltas a la piscina (alberca) cada semana. En realidad, el Dr. Blair afirma que es posible obtener grandes beneficios para la salud, además de estimular la pérdida de peso, si se practica cualquier actividad que queme calorías aunque sea por ratos breves, lo

Por eso es muy importante que usted diseñe su programa de ejercicio. Es la mejor manera de ganarle la jugada a un entorno que lo condena al sobrepeso, por mucho que cuide su alimentación. Los expertos en la pérdida de peso están de acuerdo, por su parte, en que el ejercicio es la única manera de mantenerse esbelto para siempre.

Ahora bien, sí es posible perder peso mediante una simple reducción de las calorías que consume. Sin embargo, acompañar su plan de alimentación con el ejercicio lo ayudará a perder peso más rápidamente. Y en realidad, un sinnúmero de estudios han demostrado sin lugar a dudas que ponerse a dieta sin hacer ejercicio dificulta la pérdida de peso y hace prácticamente imposible mantener el peso una vez que se llegue a la meta.

(continúa en la página 62)

cual incluye de 10 a 20 minutos de subir escaleras, cortar el pasto o jugar *Frisbee* con el perro de vez en cuando. De hecho, los beneficios obtenidos de esta manera son prácticamente los mismos que si saliera a correr (y a sudar) durante 45 minutos seguidos.

"Si se compara la energía gastada durante una semana en un programa tradicional de ejercicios con la que se gasta al seguir nuestras nuevas recomendaciones, resulta que es más o menos la misma", dice el Dr. Blair. "Por lo tanto, se trata de una buena opción para gastar la misma energía con resultados semejantes."

"Me parece que estas noticias son muy buenas para todo el mundo", afirma el Dr. Russell Pate, presidente del Colegio Norteamericano de Medicina Deportiva y director del Departamento de Ciencias del Ejercicio de la Universidad de Carolina del Sur en Columbia. "Lo que hacen es desmistificar el asunto del ejercicio. Aunque usted sea de las personas que no se sienten atraídas por ejercicios vigorosos o públicos ni por un régimen fijo y rígido de ejercicio, de cualquier forma podrá encontrar muchas maneras de llevar una vida físicamente activa. Identifíquelas e intégrelas a su vida."

Así que suelte el control remoto de la tele, levántese de su sillón . . . ¡y muévase!

PIERDA PESO CAMINANDO

Caminar probablemente sea el ejercicio más sencillo, agradable y eficaz de todos. Realmente cuesta trabajo encontrarle algún defecto. Se puede practicar en cualquier lugar y a cualquier hora y prácticamente sin equipo, pues sólo hace falta un buen par de zapatos para caminar y ropa cómoda. Es posible caminar solo y aprovechar el tiempo para relajarse y meditar un poco. También puede hacerlo en compañía de un amigo o de un familiar y aprovechar la oportunidad para ponerse al tanto de los chismes. Por algo caminar es el ejercicio favorito de tanta gente.

No hay nada que estimule más una dieta para bajar de peso que la combinación de alimentos bajos en grasa y una caminata diaria de una hora a paso ligero. De hecho, caminar es un medio tan eficaz para perder peso que, con dos caminatas de una hora que usted agregue a su rutina semanal, bajará 10 libras (5 kg) en un año, sin hacerle ningún cambio a su alimentación.

No es necesario imponerse un programa muy intenso para sacar gran satisfacción y resultados muy eficaces de sus caminatas. Estas siete sugerencias le ayudarán a empezar.

Consulte con su médico. Si usted es una persona sedentaria que nunca hace ejercicio, dígale a su médico que quiere empezar a caminar y pregúntele si debe tomar en cuenta alguna indicación en especial.

Invierta en un par de zapatos para caminar. Realmente le saldrán baratos si toma en cuenta la cantidad de beneficios que esta actividad brindará tanto a su salud como a su intención de perder peso. Un par de zapatos cómodos que apoyen sus pies de la mejor manera posible le evitarán lesiones, además de hacer más placenteras sus caminatas. Los zapatos para caminar tienen plantas diseñadas especialmente para recibir el impacto inclinado de sus pies contra el piso y le facilitan encontrar el paso correcto.

Empiece poco a poco. Con el tiempo su meta será caminar por lo menos de 30 a 40 minutos tres veces por semana, pero por ahora empiece con 5 a 10 minutos. Los músculos y los pies requieren de tiempo para acostumbrarse al movimiento de caminar, y lo importante es evitar dolores musculares y ampollas, los cuales podrían minar su voluntad. En lugar de salir a caminar una sola vez por mucho tiempo, comience por varias caminatas diarias de 5 minutos para reforzar su decisión de adoptar un estilo de vida más activo. De esta manera, es menos probable que sufra dolores musculares o que le formen ampollas. Además, a la larga caminar todos los días no le hará daño y sí mejorará su forma física.

Cuide su postura. Póngase erguido, relaje sus hombros y deje que sus brazos oscilen con movimientos naturales. Pida a un amigo que revise su postura. Entre más erguido se ponga, menos tensión tendrán que soportar su cuello y espalda. Trate de adelantar su pelvis un poco para mantener la baja espalda lo más recta posible. Conforme se fortalezcan los músculos de su abdomen, habrá menos peligro de que le duela la baja espalda.

Encuentre su ruta favorita. Al principio lo mejor es reforzar su hábito de caminar haciéndolo en el mismo lugar y a la misma hora, de ser posible. Más adelante podrá cambiar la ruta para variarla un poco. Acuérdese de caminar de frente al tráfico si vive en una zona donde no hay aceras (banquetas).

No se preocupe por hacer ejercicios de calentamiento. A diferencia de otros ejercicios, para caminar no hace falta prepararse con ejercicios especiales de calentamiento ni tampoco hacer movimientos especiales de relajamiento después. Simplemente empiece caminando despacio para que sus piernas tengan la oportunidad de calentarse y de acostumbrarse a la idea. Relaje sus músculos de la misma manera.

Lleve un diario. Apunte cuánto camina al día para que al final de la semana pueda evaluar sus logros. El hábito de llevar este registro le ayudará a mantenerse al tanto de sus logros y aumentará su fuerza de voluntad.

De hecho, una encuesta realizada por unos investigadores de la Universidad de California en Davis demostró de manera concluyente que el ejercicio es un factor importante cuando se trata de mantener un peso más bajo a lo largo del tiempo. Se entrevistó a personas que habían bajado 20 libras (9 kg) y mantenido su nuevo peso durante por lo menos un año. De todas ellas, el 90 por ciento indicaron que hacían ejercicios aeróbicos por lo menos 30 minutos al día, tres veces a la semana.

Los hechos son indiscutibles. Si a usted le interesa perder esas libras de más y mantener su nuevo peso una vez que lo haya logrado, tendrá que diseñar un programa de ejercicio que no le cueste trabajo seguir para siempre. A continuación le diremos cómo.

Ejercicio sin sudor

Si hasta hace poco su idea de hacer ejercicio se limitaba a estirar la mano para alcanzar el control remoto del televisor, tal vez tema que empezar un programa de ejercicio significa esforzarse por aguantar el dolor. Sin embargo, no tiene que ser así. Olvídese de los monitores cardíacos, los podómetros y de tomarse el pulso.

Las investigaciones más recientes demuestran que lo mejor que se puede hacer para bajar de peso es el ejercicio moderado —y el artículo deportivo más importante es el reloj.

"No es la intensidad del ejercicio que mejora la salud, sino el tiempo que uno le dedique al ejercicio", afirma el Dr. John Duncan, fisiólogo especializado en ejercicio del Instituto Cooper para la Investigación sobre los Aeróbicos.

Anteriormente, los expertos creían que era necesario hacer ejercicio con mucha energía e intensidad para cosechar todos los beneficios de la actividad física, explica el Dr. Duncan. "Sin embargo, ahora sabemos que los cambios metabólicos ocurren desde una intensidad muy moderada de ejercicio, y también que esos cambios metabólicos son los que benefician la salud. Descubrimos que las mujeres que caminan a un paso moderado pierden más peso que las que recorren la misma distancia a un paso ligero. La diferencia está en que las primeras caminan por más tiempo", agrega el fisiólogo.

De hecho, sólo debería preocuparse por la intensidad de su ejercicio si cree que lo está exagerando. Si está respirando con dificultad o no puede tener una conversación mientras hace ejercicio, entonces no le sirve para perder peso sino que simplemente se va a agotar. Si se esfuerza demasiado, sobre todo cuando está fuera de forma, perderá muy pronto el deseo de seguir, *además* de que tardará más tiempo en reunir otra vez la voluntad para moverse. La regla más importante del ejercicio es la siguiente: ¡disfrútelo, para que termine dedicándole más tiempo!

El placer del ejercicio

Una vez que haya encontrado un deporte o una actividad física que verdaderamente le encante, —ya sea correr en la playa, jugar *racquetball* o bailar—, le costará trabajo dejar de practicarlo un solo día.

Las siguientes ideas subrayan el "principio del placer" que debe regir su programa de ejercicio.

Consienta sus gustos. Identifique una actividad que disfruta mucho, la que sea, aunque no tenga nada que ver con mantener una buena forma física. Entonces ponga a trabajar su creatividad para buscar maneras de combinar la diversión con la actividad física.

¿Le encanta salir de compras, por ejemplo? ¡Olvídese del canal de compras por televisión! Mejor sálgase de su casa para recorrer su zona comercial favorita y ver los escaparates antes de que abran las tiendas.

MÁS BENEFICIOS DEL EJERCICIO

Usted ya sabe que el ejercicio ayuda a perder peso, y es precisamente por eso que está leyendo este libro: porque quiere perder peso. Sin embargo, los beneficios del ejercicio van muchísimo más allá de ayudarle a bajar de peso. Además de librarlo de esas libras de más, el ejercicio le ofrece los siguientes beneficios:

- Volverá más eficaz el funcionamiento de sus pulmones y corazón
- Mejorará sus niveles de colesterol
- Bajará su presión arterial
- Fortalecerá sus huesos
- Le ayudará a dormir mejor
- Aumentará su capacidad mental
- Aumentará su autoestima y le creará una actitud más positiva
- Reducirá la posibilidad de sufrir ansiedad y depresión
- Mejorará su vida sexual

¿Tiene ganas de viajar? Búsquese unas vacaciones activas que le permitan mejorar su forma física. ¿Le gustan artesanía? Trabaje a lo natural y organice una excursión para juntar piñas, ramitas y otros objetos naturales que le sirvan para su próximo proyecto.

Hágalo a su manera. Si usted tiene una aversión al ejercicio de plano, quizás le ayudaría encontrar una nueva perspectiva acerca de lo que es el ejercicio, dice la Dra. Susan Zelitch Yanovski, experta en obesidad con el Instituto Nacional para la Diabetes y las Enfermedades Digestivas y Renales en Bethesda, Maryland. "En nuestro campo de trabajo estamos

CÓMO QUEMAR CALORÍAS DE MANERA CREATIVA

¿Es usted de las personas que odian sudar? Sabe muy bien que es necesario poner su cuerpo en movimiento regularmente para mantener su peso ideal; es más, que se trata de algo imprescindible. Sin embargo, está cansado de los aeróbicos, la bicicleta fija lo aburre mortalmente y correr le lastima las rodillas. ¿Qué puede hacer aparte de salir a caminar un rato? ¡Hay muchísimas opciones!

La siguiente lista contiene otras divertidas actividades y le indica cuántas calorías quemará practicando cada una de ellas durante una hora (si pesa 130 libras/58 kg).

Actividad	Calorías quemadas por hora
Bailar rápidamente	500
Patinar	500
Trabajar en el jardín	330
Jugar con sus hijos en el parque	270
Nadar despacio	250
Jugar a los bolos (al boliche)	218
Salir de compras (y cargar paquetes pesados)	180
Besar y abrazar a alguien	135

dejando de recomendar ejercicios específicos", afirma. "En cambio, alentamos a nuestros pacientes a desarrollar un estilo de vida activo."

Pruebe un poco de todo. Dedíquese a todo tipo de actividades: observación de aves, jardinería, tenis de mesa, equitación, bailes. Las mejores sesiones de ejercicio no necesariamente son las que más calorías queman, sino las actividades que usted está más dispuesto a repetir porque realmente las disfruta.

Invite a sus amigos. En lugar de una cena en torno a la mesa del comedor, organice un torneo de bádminton en el patio y sirva meriendas (botanas, refrigerios) ligeras y fruta fresca o cócteles de jugos de vegetales entre los *sets*. O invite a unos amigos a salir de excursión y a participar en un *picnic*. No afloje el paso en épocas de fiesta tampoco. Participe en celebraciones activas, como las maratones que algunas ciudades organizan el 31 de diciembre, por ejemplo, en las que podrá recibir al nuevo año en compañía de amigos viejos y nuevos. El recuadro "Cómo quemar calorías de manera creativa", en la página 64, presenta otras maneras originales de quemar calorías que no encontrará en ninguna lista tradicional de ejercicios.

Cómo empezar a ponerse en forma

¿Cómo se le hace para comenzar un nuevo programa de ejercicios? Lo más importante es no pretender lo imposible. Sus sesiones de ejercicio tienen que acomodarse a sus gustos, sus limitaciones de tiempo y sus aptitudes físicas.

Los expertos en la pérdida de peso sugieren que se trate de quemar unas 300 calorías al día por medio del ejercicio. De tal manera, si usted también reduce la cantidad de alimentos altos en grasa de su alimentación, habrá restado unas 500 calorías en total, lo cual se traduce en la pérdida de más o menos 1 libra (448 g) por semana. No obstante, tome en cuenta que exagerar el ejercicio al principio puede agotarlo muy pronto o provocarle alguna lesión. Por lo tanto, lo mejor es no apuntar tan alto desde el principio. Esto significa que tal vez tenga que reducir un poco más la comida a fin de compensar la diferencia. Con una merienda (botana, refrigerio) o golosina menos al día debería de ser suficiente.

Cómo elegir una actividad

Lo único que falta ahora es que usted decida qué clase de actividad le conviene más. En realidad no es difícil. Para empezar, piense en el lugar

(continúa en la página 68)

SU CUOTA DE EJERCICIO

A continuación le presentamos un sistema práctico para medir sus actividades físicas por puntos. Así, sabrá exactamente cuánto ejercicio tiene que hacer para lograr sus metas.

Lo único que tiene que hacer para quemar una libra (448 g) por semana es acumular 210 puntos semanales o 30 puntos diarios. Debe sumar por lo menos la mitad de sus 210 puntos mediante las actividades incluidas en la primera lista de la página opuesta, que se parecen más a la idea tradicional de lo que debe ser el ejercicio. Si quiere, puede juntar los demás puntos eligiendo alguna de las actividades de la segunda lista.

A continuación hay tres declaraciones sobre sus niveles de actividad. Busque la que le corresponda y así podrá definir cuáles son sus necesidades de ejercicio.

No realizo ninguna actividad física actualmente. En este caso, cuente con ocho semanas para alcanzar su meta de 210 puntos. La primera semana, su cuota total será de 30 puntos. Esta cantidad aumentará a 45 puntos para la segunda semana y a 60 puntos para la tercera. Luego deberá seguir sumando 30 puntos en cada una de las cinco semanas siguientes (90 puntos en la cuarta semana y así sucesivamente, hasta llegar a 210 puntos en la octava semana).

No hago más de 20 minutos de ejercicio dos veces por semana. Está en un nivel intermedio y tiene seis semanas para alcanzar su meta final de 210 puntos. Su cuota de la primera semana será de 60 puntos. A continuación, agregue 30 puntos cada ocho días hasta llegar a 210 en la sexta semana.

Hago ejercicios durante por lo menos 20 minutos tres o más veces a la semana. Usted es de los avanzados. Por lo tanto, podrá alcanzar la meta de 210 puntos en cuatro semanas. Empiece su programa de ejercicios con 120 puntos y aumente su cuota en 30 puntos semanales hasta llegar a 210 puntos en la cuarta semana.

Los números de la tabla corresponden a 20 minutos de actividad por parte de una mujer que pesa 130 libras (58 kg) o un hombre que pesa 180 libras (81 kg). Si pesa más, ganará unos cuantos puntos adicionales por cada 20 minutos; si pesa menos, tendrá que restar unos puntos.

Actividad	Puntos ganados por 20 minutos	
	Mujer de 130 libras (58 kg)	Hombre de 180 libras (81 kg)
Actividades recreativas		
Bádminton	11	16
Andar en bicicleta (a 10 millas/16 km por hora)	12	16
Caminar (en terreno accidentado)	16	22
Correr (1 milla/1.6 km en 10 minutos)	18	25
Brincar la cuerda (suiza)	16	23
Ejercicios con pesas	8	11
Máquina de remos	13	19
Bucear	16	23
Tenis (dobles)	8	11
Tenis (singles)	13	17
Caminar	10	14
Tareas domésticas		
Limpiar las ventanas	7	10
Trabajar en el jardín	14	19
Cortar el pasto	12	16
Pintar (exteriores)	9	13
Rastrillar	7	9
Limpiar la nieve con la pala	17	23
Podar setos vivos	9	13
Podar árboles	15	21
Desyerbar	9	12

donde le gustaría hacer ejercicio. Si le encanta la naturaleza, busque un deporte al aire libre. Si la música lo motiva y le gusta hacer ejercicio con otras personas, vaya a un gimnasio. Si prefiere estar solo, opte por actividades como caminar, andar en bicicleta y nadar. También puede hacer ejercicio en casa con la ayuda de un video o de pesas.

Si usted prefiere trabajar duro por ratos cortos, probablemente le convendría mejor un ejercicio de fuerza de alta intensidad que involucre la mayoría de sus grupos musculares importantes, como la combinación de ejercicios conocida como *circuit training*. Ésta consiste en una serie de ejercicios con pesas que se alternan con aeróbicos como caminar a paso ligero, correr, andar en bicicleta o subir escaleras. Otra opción es una bicicleta fija provista de manubrios que tenga que empujar y jalar al pedalear. Quizás disfrute del esquí a campo traviesa o el remo, así como sus versiones realizadas bajo techo.

Por otra parte, si usted prefiere hacer ejercicio a un paso más lento durante períodos más largos de tiempo, considere alguno de los que requieren movimientos continuos y repetitivos. Caminar, correr, nadar y montar una bicicleta fija serían buenas opciones para usted.

Si usted se aburre con facilidad, intente un entrenamiento variado, el cual consiste en una selección de ejercicios aeróbicos que se pueden intercambiar a su antojo. Diseñe varias series de ejercicios diferentes para toda la semana, cuidando que cada una cubra su cuota de puntos. Puede hacer ejercicios distintos todos los días, o bien crear varias series fijas y alternarlas.

ENTRENAMIENTO DE RESISTENCIA: CÓMO LEVANTAR PESAS NOS AYUDA A PERDER PESO

Hasta hace relativamente poco, el entrenamiento de resistencia era algo que muy poca gente hacía, a menos que no fueran un fisiculturista como Arnold Schwarzenegger. Esas ideas son cosa del pasado. Por todo el mundo, muchísima gente está desarrollando sus músculos con entusiasmo, tanto en los gimnasios públicos como en los privados (aunque sólo sea en un rincón en el dormitorio o el sótano). Además, todos estamos mucho mejor enterados acerca de cómo funciona el levantamiento de pesas. Uno le plantea un reto a los músculos y, a manera de reacción, estos crecen y se ponen más fuertes. Cuando alguien reta a sus músculos en forma constante, el resultado es un cuerpo más saludable, firme y atractivo, sin llegar a ser demasiado musculoso.

De hecho, muchas personas se están dando cuenta de que un programa integral de salud y buena forma física está, pues, incompleto si no se incluye los ejercicios con pesas.

Cómo crear un cuerpo escultural

Por si todo eso fuera poco, los ejercicios de pesas también son claves para las personas que quieren bajar de peso. Estimulan al cuerpo para quemar más grasa y desarrollar los músculos, por lo cual se adquiere una figura más firme y tonificada. Además, cuando nos fortalecemos con las pesas, adquirimos más tejido muscular en el cuerpo. Para mantenerse, este tejido hambriento necesita más calorías, y muchas de estas calorías provienen de grasas. Este proceso ocurre las 24 horas al día. Si usted tiene más tejido muscular después de haber estado levantando pesas por un tiempo, por lo tanto, aun cuando está sentado o durmiendo, estará quemando más calorías que una persona que no levanta pesas.

Aunque es cierto que su cuerpo musculoso quema más calorías, sin embargo, puede ser que no note que haya bajado de peso o tal vez hasta haya aumentado de peso un poco. No se preocupe. Lo que pasa es que los músculos pesan más que la grasa. Ellos van quemando más grasa y a medida que los músculos van componiendo más y más del tejido total de su cuerpo, usted en realidad puede terminar pesando igual que antes o hasta más. La diferencia está en que en vez de estar fofo, ahora va a tener un cuerpo bien tonificado y atractivo y probablemente vaya a lucir como si hubiera perdido peso porque los músculos tonificados obviamente se ven más atractivos que la grasa o celulitis. De hecho, es muy posible que después de empezar a levantar pesas, usted baje una talla aunque no se registre ningún cambio en la pesa (báscula).

Sustituir por músculos la grasa acumulada en el cuerpo tiene otra ventaja: los músculos queman más calorías que la grasa. Por lo tanto, si usted continúa su programa de pesas después de haber alcanzado su peso ideal, le resultará mucho más fácil mantenerlo.

Este último detalle es más importante de lo que tal vez parezca. Cuando una persona pierde peso sólo mediante una dieta, corre el peligro de caer en un círculo vicioso. Baja de peso tan rápidamente que su cuerpo toma medidas de emergencia para evitar morirse de hambre. Para ello trata de conservar la mayor cantidad de energía posible. Las calorías se queman muchísimo más despacio, de manera que hay que reducirlas aún más si se quiere seguir perdiendo peso. Y una vez que se reanuda la alimentación normal, el cuerpo conserva en forma de grasa cada una de las preciosas calorías que por fin está recibiendo. Mediante los ejercicios con pesas, por el contrario, "tratamos de mantener el metabolismo para que sea más fácil bajar de peso", dice la Dra. Miriam Nelson, una investigadora de la Universidad de Tufts.

El levantamiento de pesas es particularmente útil para las personas mayores que quieren mantenerse esbeltos. "El metabolismo definitivamente se hace más lento y la masa muscular disminuye al envejecer, por lo cual es más difícil evitar el sobrepeso", explica la Dra. Nelson.

Para todas las preguntas hay una respuesta

Si usted cree que un programa de levantamiento de pesas implica inscribirse en un gimnasio caro lleno de misteriosas máquinas y clones de Sylvester Stallone, le tenemos buenas noticias: no es así en absoluto. Desde luego es una buena idea acudir a un profesional para obtener indicaciones básicas acerca de cómo llevar a cabo los ejercicios. Esto le ayudará a evitar lesiones y aprenderá a sacar el máximo beneficio de los ejercicios que haga. Sin embargo, una vez hecho esto podrá continuar su programa de pesas con

SEÑORAS Y SEÑORITAS, ¡QUE NO LES PESEN LOS EJERCICIOS CON PESAS!

Es posible que los ejercicios con pesas sean los que más beneficios brinden a la salud de las mujeres que ya pasaron la edad de la menopausia. Resulta irónico, por lo tanto, que precisamente las mujeres de este grupo sean las que más tienden a rechazar la idea de levantar pesas.

No tenga miedo, no terminará con cuerpo de *Terminator*. Lo que sí notará después de hacer unos cuantos sencillos ejercicios tres veces a la semana durante ocho semanas es una mejoría apreciable en el movilidad y la flexibilidad de su cuerpo. En un estudio, se les puso a hacer este tipo de ejercicios a un grupo de personas mayores de 90 años. ¡Algunos de ellos hasta terminaron por tirar sus bastones a la basura!

Los ejercicios con pesas son más importantes todavía para las mujeres ya mayores que se ponen a dieta. Esta actividad física ayuda a prevenir la osteoporosis y sus terribles consecuencias al fortalecer y conservar la masa ósea que muchas veces se pierde por culpa de las dietas. "Cuando una mujer pierde de 20 a 30 libras (9 a 13 kg), no sólo está perdiendo grasa sino también músculos y hueso, lo cual puede perjudicar su salud", afirma la Dra. Miriam Nelson, investigadora de la Universidad de Tufts. La Dra. Nelson está estudiando la manera en que el levantamiento de pesas afecta la masa ósea. Tiene la esperanza de probar que es posible poner fin a la peligrosa pérdida de tejido muscular y masa ósea si se agregan ejercicios con pesas a los programas de pérdida de peso. "Todavía no cuento con los resultados", dice la doctora, "pero suponemos que las mujeres que hacen ejercicios sólo pierden grasa."

¡Así que a darle! Compre un par de pesas de 1 ó 2 libras (448 a 896 g) y una liga de resistencia y acuda a un instructor profesional para obtener indicaciones acerca de cómo realizar una sesión de ejercicios básicos para brazos, pecho y espalda. Con el tiempo, disfrutará de una figura fantástica por dentro y por fuera.

equipos sencillos en su casa o bien, si así lo prefiere, en la *YMCA* o el centro comunitario de su localidad.

Acuérdese de hablar con su médico o terapeuta físico antes de comenzar un programa de levantamiento de pesas. Esto es particularmente importante si su médico le ha dicho que corre el peligro de sufrir de osteoporosis o desgarres. Use pesas muy ligeras al comenzar su programa, siga las instrucciones con cuidado, siga lentamente y preste mucha atención a la manera de realizar sus ejercicios, a fin de evitar torceduras (esguinces).

A continuación responderemos a las preguntas más frecuentes hechas por principiantes.

Pregunta. ¿Cuánto tiempo debo hacer ejercicios con pesas? (Hago 30 minutos de aeróbicos tres veces por semana.)

Respuesta. Obtendrá los máximos beneficios de su programa de levantamiento de pesas si le dedica más o menos el mismo tiempo que a los aeróbicos, unos 30 minutos tres veces por semana. Lo mejor es espaciar las sesiones de ejercicio para tener un día de descanso entre una y otra.

Pregunta. ¿Cuántas repeticiones de cada ejercicio tengo que hacer?

Respuesta. De cada ejercicio —*curl* de brazo, extensiones de la rodilla o lo que sea— deben hacerse dos o tres series, cada una de 8 a 12 repeticiones. Descanse unos cuantos minutos entre las series.

Pregunta. Para levantar pesas, ¿es igualmente importante hacer ejercicios de calentamiento y de relajamiento como cuando se hacen aeróbicos?

Respuesta. ¡Claro que sí! Los músculos, los ligamentos y los tendones tienen que estar sueltos y relajados antes de empezar a trabajar con pesas. Es una buena idea calentar entre cinco y diez minutos; puede caminar o hacer unos ejercicios sencillos de estiramiento. Después de su sesión de ejercicios, relaje sus músculos caminando lentamente por cinco minutos.

Pregunta. ¿Qué clase de equipo tengo que comprar?

Respuesta. Muy poco, tal vez nada. Obviamente, usted puede comprar barras para pesas o mancuernas, si así lo desea, pero para un principiante tal vez sea mejor empezar con botellas de plástico de leche o de detergente (provistas de asa), las cuales hay que llenar de agua o arena. Lo ideal sería que cada una tuviera la capacidad suficiente para llenarla con un peso dos o tres veces mayor que el que usted es capaz de levantar cómodamente en ese momento. (Si usted puede levantar

¡DESARROLLE SUS MÚSCULOS Y SU EGO!

Al subir de peso, muchas personas acumulan no sólo libras sino también sentimientos negativos acerca de sí mismos. ¿Qué le parecería un programa que le permita volver a deshacerse de ambas cosas al mismo tiempo? Se encuentra al alcance de su mano. Los ejercicios con pesas no fortalecen sólo los músculos sino también la autoestima.

"El ejercicio influye mucho en la forma en que nos vemos a nosotros mismos", afirma el Dr. Robert Motta, director del doctorado en psicología comunitaria escolar de la Universidad de Hofstra en Hempstead, Nueva York. "Nos ofrece la oportunidad de dominar una tarea, aunque no hayamos obtenido el mismo éxito en las demás actividades de nuestra vida." Para la autoestima es muy importante dominar algo, o sea, tener éxito en algún aspecto de la vida. No importa que esto se dé en el trabajo, un pasatiempo o un deporte recreativo. "Además, los ejercicios con pesas ofrecen múltiples beneficios porque sus resultados se hacen notar casi de inmediato, en forma de una mayor masa muscular y una buena forma física", agrega el Dr. Motta.

De tal manera, la actividad física inyecta una doble carga positiva a la autoestima: se logra dominar algo concreto y los resultados se aprecian claramente en el espejo. "Es posible que ninguna otra actividad ofrezca tantos beneficios al mismo tiempo", dice el Dr. Motta.

Lo mejor es que no es necesario ser experto para dominar los ejercicios con pesas. "Todos los beneficios físicos y psicológicos se pueden cosechar sin necesidad de convertirse forzosamente en atleta ni en experto. Los avances que se logren por lo común dependen sólo del esfuerzo y de la motivación", dice el Dr. Merrill J. Melnick, sociólogo del deporte en la Universidad Estatal de Nueva York. No hace falta un doctorado en física cuántica para ponerle pesas a una barra, acostarse boca arriba y levantarla, pero sí requiere disciplina, entusiasmo y empuje. Y todo esto le ayudará a tener pensamientos más positivos acerca de sí mismo.

10 libras/5 kg fácilmente en ese momento, le permitirá aumentar el peso a 20 libras/9 kg ó 30 libras/13 kg por botella después de unas diez semanas de ejercicios.) Sin embargo, no vaya a exagerar. Lo mejor es empezar poco a poco e ir incrementando desde ahí.

Pregunta. ¿Cómo sé que he llegado a un punto de estancamiento en la formación muscular?

Respuesta. Habrá llegado a un punto de estancamiento si puede hacer más de 8 a 12 repeticiones de un ejercicio prácticamente sin descansar entre una y otra y sin agotar sus músculos. Cuando esto suceda, debe agregar más peso a la barra o a las pesas de brazos o de piernas. También puede intentar un nuevo ejercicio apuntado a desarrollar el músculo (o grupo de músculos) de que se trate.

Pregunta. ¿Cuándo puedo dejar de hacer ejercicios con pesas?

Respuesta. Este . . . temíamos que hiciera esta pregunta. La respuesta es nunca, si desea conservar los beneficios que ha logrado. Desafortunadamente su cuerpo volverá al nivel anterior de forma física en pocas semanas si deja de levantar pesas, aunque las pruebas reunidas por algunos doctores parecen indicar que tal vez sea posible mantener la misma forma física aunque el programa de ejercicios se reduzca a una sola vez por semana después de diez semanas de estarlos haciendo tres veces por semana. Por otra parte, esta información en realidad confirma que no puede dejarlos por completo. Como sea, cuando empiece a levantar pesas regularmente se va a ver y a sentir tan bien que ni siguiera le dará ganas de dejar de hacerlo.

A la una, a las dos . . . ¡y a darle!

Unos cuantos sencillos pasos asegurarán su éxito a largo plazo.

Personalice su programa. Si quiere que sus sesiones de levantamiento de pesas le den buenos resultados, adapte a sus propias necesidades los ejercicios que presentamos en este capítulo. "La clave está en armar un programa individualizado que cumpla con sus necesidades y persiga fines razonables, en lugar de un programa general para todo el mundo cuyos objetivos tal vez sean imposibles de alcanzar en su caso individual", dice el Dr. Merrill J. Melnick, sociólogo del deporte en la Universidad Estatal de Nueva York.

¡Apúntelo! Planee su rutina de ejercicios y luego lleve un diario de sus esfuerzos. "Registrar las sesiones de ejercicios por escrito reproduce sus logros en papel. Esto hace resaltar los resultados que se están reflejando en su cuerpo y sirve para motivarlo aún más", dice Leo Totten, asistente del entrenador del equipo de levantar pesas de los Estados Unidos en los Juegos Mundiales de 1989, 1990 y 1991. Fije el peso inicial para cada ejercicio y apúntelo en el mismo cuaderno en el que registra su alimentación. Siga anotando los ejercicios, las series y los pesos conforme vaya adquiriendo más fuerza.

Establezca metas realistas. Empiece a un nivel bastante bajo para permitirle avanzar sin dificultades. Subestime su fuerza al principio y progrese poco a poco, agregando 1 libra (448 g) a esta máquina, luego otra a aquélla. Si avanza lentamente es menos probable que se estanque o que se agote y termine por abandonar los ejercicios por completo.

Cambie su rutina. Puede aumentar las repeticiones en lugar del peso, por ejemplo, para aumentar su resistencia. Tal vez hasta prefiera reducir un poco el peso y aumentar el número de repeticiones a fin de concentrar en la forma en que realiza los ejercicios y trabajar en definir y tonificar sus músculos. Haga varios ejercicios distintos para los mismos músculos y grupos de músculos. Al cambiar de ejercicio usted se ayudará a mantener su motivación inicial, la cual pudiera perder si llega a un punto de estancamiento en su programa. "Pongo mucho énfasis en que los entrenamientos de los levantadores de pesas deben ser variados", dice Totten. "El cuerpo necesita una pequeña 'sorpresa' de vez en cuando para sacarlo del bache en que se encuentre."

Trabaje despacio. Evite cualquier movimiento rápido o brusco. Si no se fija en su forma de hacer los ejercicios se expone a sufrir lesiones. Un hombro adolorido o desgarre definitivamente le quitará las ganas de seguir, aunque sólo sea por un período muy corto.

Busque a un compañero de ejercicios. Pídale a su cónyuge, a un amigo o vecino que lo acompañe, tanto para brindarle apoyo moral como para cuidar que haga bien los ejercicios y no se lastime. Además, es más divertido cuando se cuenta con la presencia de alguien. Lo animarán a seguir.

Para empezar

Este programa de ejercicios con pesas para principiantes tiene dos objetivos: motivarlo a seguir y producir resultados visibles. En conjunto, ambos objetivos lo impulsarán a seguir haciendo ejercicios por el resto de su vida. Cada ejercicio afecta grupos musculares importantes, asegurando así resultados rápidos y apreciables. Incluimos un benchprés (press de banca), por ejemplo, porque desarrolla el pecho, los hombros y la espalda, lo cual a su vez hace que su abdomen luzca más esbelto.

TODO EL CUERPO ENTRA EN ACCIÓN

Además de ayudarle a perder peso y a mantenerse esbelto, los ejercicios con pesas ofrecen otros beneficios. ¡Vamos a ver cuáles son! (Si usted desconoce alguno de estos ejercicios, pídale a un instructor de pesas que le explique en qué consiste y cómo realizarlo correctamente.)

- Ejercicios del cuello: reducen la tensión y mejoran la postura
- Benchprés (press de banca): fortalece brazos, pecho y espalda y mejora la postura
- Levantamiento lateral: protege el hombro y fortalece brazos, pecho y espalda
- Remo con mancuerna: mejora la postura y aumenta la flexibilidad de la espalda; tal vez aumente la masa ósea
- *Curl* de brazo: fortalece el antebrazo y los bíceps y trabaja el hueso de la muñeca
- *Curl* abdominal: fortalece los músculos del abdomen y lo tonifica; otorga mayor estabilidad a la espalda
- Flexión de la cadera: posiblemente aumente la masa ósea de las caderas
- *Curl* de pierna: fortalece los músculos del muslo y aumenta la movilidad
- Extensión del cuadríceps: otorga mayor estabilidad a la rodilla y aumenta la movilidad en general
- Pantorrillas: aumentan la fuerza de la pantorrilla y posiblemente prevengan fisuras en la espinilla

Empiece con una serie de 8 a 12 repeticiones y luego aumente a dos o tres series si se siente con ánimo para ello.

Benchprés. Acuéstese boca arriba sobre una banca de ejercicios, con las rodillas dobladas de tal manera que toda la planta de sus pies esté apoyada en el piso. Tome la barra de pesas de su soporte (o que alguien se la pase), con los puños un poco más separados que el ancho de sus hombros.

Baje la barra lentamente hasta su pecho. Levante la barra otra vez estirando sus brazos, hasta que sus codos estén extendidos casi por completo.

Curl de brazo. Párese con la espalda recta. Sostenga la barra de pesas con ambas manos, con las palmas al frente y los brazos extendidos, de manera que la barra esté apoyada en la parte superior de sus muslos. Levante la barra siguiendo una línea semicircular hasta que sus antebrazos hagan contacto con sus bíceps. Mantenga la parte superior de sus brazos pegada a su cuerpo. Baje la barra lentamente en la misma forma hasta volver a la posición inicial.

Sentadillas (cuclillas). De pie, con los pies separados a unas 16 pulgadas (40 cm) el uno del otro, apoye la barra (provista de pesas ligeras) en sus hombros detrás de su cabeza, sosteniéndola cómodamente sin tensar los puños. Mantenga la espalda recta y la cabeza levantada y haga una sentadilla lentamente hasta que la parte superior de sus muslos quede en posición paralela al piso. Vuelva a la posición inicial y repita. (*Nota:* Empiece con un peso ligero o ninguno. Este ejercicio es difícil, pero muy efectivo. Si no puede llegar hasta abajo empiece con una sentadilla parcial, volviendo a la posición inicial antes de que sus muslos hayan quedado en posición paralela al piso.)

Jalón lateral. Sostenga la barra en la parte de la máquina de pesas destinada a este ejercicio, con los puños separados a unas 36 pulgadas (91 cm) el uno del otro. Siéntese, permitiendo que sus brazos se extiendan arriba de su cabeza. Baje la barra lentamente hasta que haga contacto con su nuca justo arriba de sus hombros. Luego vuelva a la posición inicial. (*Nota:* Puede variar el ejercicio bajando la barra delante de su cabeza.)

Prés sobre la cabeza. Tome la barra de pesas y siéntese en un extremo de una banca o sobre una silla, con los pies plantados firmemente en el piso. Alce la barra por encima de su cabeza y apóyela en la parte de atrás de sus hombros. Suba la barra hasta que sus brazos estén casi totalmente extendidos, bájela a la posición inicial y repita. (*Nota:* Es posible hacer este ejercicio con una barra recta, mancuernas o una máquina de pesas. Si el movimiento se le dificulta demasiado, trate de levantar y bajar las pesas delante de su cara.)

SEGUNDA PARTE

ETERNAMENTE ESBELTO

*Medidas claves para
mantenerse en su peso ideal*

CAMBIE SUS COSTUMBRES

Nunca falla. Todos los viernes, Gabriela se propone aprovechar el fin de semana para las miles de cosas que ha dejado pendientes, desde una sesión con el pedicurista hasta una visita a la tienda de artesanías en la zona comercial. Sin embargo, a las 3:00 o 4:00 de la tarde del sábado, inevitablemente se encuentra sola y aburrida y termina pasando el resto del fin de semana encerrada en su casa, comiendo.

Y luego está Elena, que otra vez se peleó hablando con su mamá por teléfono acerca de un asunto tan trivial que ni recuerda cómo empezó. Como siempre, azota el auricular y enseguida va al congelador a buscar el bote de helado.

Por otra parte, hace mucho que José Luis quiere bajar 45 libras (20 kg). También quisiera conocer a una mujer agradable y casarse. Sin embargo, cada vez que se ve en el espejo se convence una vez más de que su apariencia física no puede gustarle a ninguna mujer. Por lo tanto, aunque su médico le recetó una dieta baja en grasa y José Luis se acaba de comprar una máquina de remos, queda con sus amigos en salir a comer una pizza y tomarse unas cuantas cervezas.

Ninguna de estas personas está haciendo nada malo realmente. No están cometiendo ningún crimen contra la sociedad. Lo que sí es un crimen es el hábito que tienen de repetir siempre el mismo comportamiento, mes tras mes y año tras año, con lo cual se cierran todas las posibilidades de adelgazar y de mantenerse delgados. Para ellos, la comida se ha convertido en un "curalotodo" que aplican a todos los altibajos de la vida. Comen en los momentos de aburrimiento, de soledad y de preocupación, de enojo e incluso de alegría. ¡La mitad del tiempo ni siguiera se dan cuenta de lo que están comiendo y en qué cantidades!

¿Le suena conocido?

Lo que a todos ellos les hace falta (y sólo usted sabe si le queda el saco también) es modificar su comportamiento a fondo. No se preocupe, a pesar de cómo suena, en realidad no es para tanto. Sólo se trata de cambiar un poco su comportamiento, de ajustar algunos hábitos, inconscientes la mayoría de las veces, que terminan por mantener un peso que no le agrada, por muchos deseos que tenga de bajar de peso.

¡ALÍVIESE DE ESOS ANTOJOS!

Tal vez esta escena le resulte familiar: ahí va usted caminando por la calle sin molestar a nadie, cuando de repente la tentación surge ante sus ojos, resplandeciente e irresistible: la panadería. Sus pasos se dirigen hacia la puerta como si tuvieran voluntad propia, obligándolo a comprar por lo menos uno de esos pegajosos panecillos dulces . . . mejor dos. Antes de darse cuenta, usted se encuentra con una bolsa vacía en la mano y con los panecillos en el estómago.

No tiene que ser así. Es posible curar los antojos, insiste Laura Stein, especialista en el control del peso en la ciudad de Nueva York.

"Lo que hay que hacer", explica Stein, "es romper con su patrón automático de reacción a un antojo de comida".

Ella sugiere que nos hagamos cuatro preguntas claves antes de comer esos alimentos imprevistos.

1. ¿De veras tengo hambre?

2. ¿Me entró este antojo por algo que acaba de suceder?

3. ¿Qué otra cosa puedo comer que me llene igual y que engorde menos?

4. ¿Qué me interesa más, la comida o un cuerpo más esbelto y sano?

Si usted responde a las cuatro preguntas y se le sigue antojando ese *hot dog* o esa barra de confitura tan tentadora, oblíguese a esperar otro poco diciéndose lo siguiente:

- Puedo comerlo más tarde. (Con un poco de suerte, se le olvidará o ya no lo querrá.)

- Lo comeré después de hacer mis ejercicios.

La meta, explica Stein, no es obligarse a dejar de comer para siempre las cosas que le gustan, sino asegurarse de que de veras quiere comer lo que se le está antojando, y en ese preciso momento. "Escoja sus alimentos. No permita que el alimento lo escoja a usted", dice ella.

Nosotros le ayudaremos con el Programa de la Triple A, el cual servirá para ayudarle a hacer algunos cambios positivos en su comportamiento a partir de tres conceptos claves:

- Atención

- Actitud

- Acción

Cómo desarrollar su capacidad de atención

Prestar atención a las cosas que hace va a ser el primer paso hacia el éxito. Hay que fijarse en varios detalles importantes de los alimentos que come y hace que influyen en su peso.

Abra los ojos ante lo que come. Una cosa es segura: si no sabe cuáles son sus malos hábitos, no podrá cambiarlos. El Dr. Dean Ornish, director del Instituto de Investigación sobre Medicina Preventiva en Sausalito, California, señala que "cuando aprenda usted a prestar atención a lo que come, descubrirá que no le hace falta comer las cantidades excesivas que producen sobrepeso. Disfrutará incluso cantidades realmente *mínimas.* Una cucharadita de un rico y sustancioso postre de chocolate al que verdaderamente le está prestando atención hasta puede dejarlo más satisfecho que todo un plato del mismo postre devorado mecánicamente frente a la pantalla de televisión. Ya sea que coma una cucharada, un plato o medio galón de algo, en algún momento ya no querrá más. Si presta atención a lo que está comiendo, ese momento llega mucho más pronto".

Preste mucha atención a sus emociones. Quizá usted también haya tratado alguna vez de ahogar sus penas en una bolsa de galletas o un plato de ravioles. Si es así, ya sabe que en realidad la comida no es un remedio eficaz para las emociones desagradables. No obstante, todos ya sabemos lo que pasa después: en cuanto la comida desaparece, los problemas vuelven, acompañados por unas cuantas libras extras alrededor de su cintura.

El Dr. Ornish recomienda una mejor solución: medite. "Cuando la mente se tranquiliza, se experimenta una sensación de mayor paz y bienestar", explica el experto. "La meditación en realidad podría definirse como el arte de prestar atención, y cuando se empieza a prestar más atención a los hábitos alimenticios, se logran muchas cosas buenas."

Entre estas cosas buenas está el perder el impulso para comer de más y volverse más consciente de cómo le afecta lo que está comiendo, para bien o para mal.

20 ALTERNATIVAS A LA COMIDA

Come cuando está aburrido. Come cuando está deprimido. Come cuando el trabajo lo estresa demasiado. ¿Y qué tiene de malo? Nada, si le gusta ver cómo su cuerpo se va ensanchando cada vez más en el espejo. No obstante, si prefiere una figura esbelta, tendrá que dejar de hacerlo.

"A la mayoría de la gente no se le ocurre manejar sus hábitos alimenticios en la misma forma en que manejan los demás asuntos de su vida. Sin embargo, hay que aplicar los mismos principios a fin de estar preparado para enfrentar las situaciones que le causan problemas", explica el Dr. Howard Rankin, psicólogo y director clínico del Instituto Hilton Head para la Salud en Carolina del Sur.

Pongamos por caso que el carrito del café y las *donuts* lo atrae irresistiblemente en la oficina todos los días a las tres de la tarde, a pesar de que quiere bajar 25 libras (11 kg). ¿Qué le parece si consulta primero su lista de actividades opcionales en lugar de agarrar esa *donut* rellena de jalea? Para empezar, le puede servir la lista incluida en este recuadro. Téngala siempre a la mano en ocasiones como ésta y agréguele cualquier otra idea que cree que le pueda funcionar.

EN CASA

1. Tomar uno o dos vasos de agua.

2. Lavarse los dientes y hacer gárgaras con enjuague bucal, o sólo hacer gárgaras. (En opinión de muchas personas, esto sirve para matar los antojos.)

3. Salir a caminar.

Hay cursos económicos de meditación en todos los Estados Unidos. Infórmese en la *YMCA* o en el programa de extensión universitaria de su localidad.

Confíeselo a su diario. Otra forma de prestar más atención a lo que come es por medio de un diario de alimentación llevado con exactitud y revisado regularmente.

4. Tomarse una siesta.

5. Darse un baño.

6. Si está enojado con alguien y por eso tiene ganas de comer, hablarle por teléfono a esa persona o escribirle una carta.

7. Ir al cine (¡sin detenerse a comprar golosinas!).

8. Comprarse un regalo no comestible de menos de diez dólares.

9. Hacer el amor.

10. Comer algo que no tenga nada de grasa o muy poca, como una manzana, una tortita de arroz o una zanahoria.

EN EL TRABAJO

11. Hablarle por teléfono a un amigo.

12. Meditar.

13. Tener siempre alguna fruta en su escritorio.

14. Salir del edificio por diez minutos.

15. Jugar con su computadora.

16. Buscar a un compañero de trabajo para ponerse al día con los últimos chismes de la oficina.

17. Tomar agua fría.

18. Ir al baño y echarse agua fría en la cara.

19. Revisar la agenda para la semana próxima.

20. Subir varios pisos por la escalera.

"Apunte todo lo que coma de manera imprevista y la situación en que esto ocurra", recomienda la Dra. Ronette Kolotkin, investigadora de nutrición en la Universidad de Duke de Durham, Carolina del Norte. Estudie sus apuntes para identificar qué es lo que despierta en usted el deseo de comer. De esta manera será capaz de anticiparse a estas situaciones y de encontrar mejores maneras de enfrentarlas. "Las investigaciones que hemos llevado a cabo en Duke así como otros estudios demuestran que el hábito de apuntar lo que se come ayuda a perder peso", dice la Dra. Kolotkin.

¡Aguántese las ganas! Prestar atención a veces también significa saber reconocer los propios impulsos y no hacerles caso a propósito. "Sólo porque piensa hacer algo no significa que lo tiene que realizar", indica el Dr. Howard Rankin, psicólogo y director clínico del Instituto Hilton Head para la Salud en Carolina del Sur.

¿Cómo se le hace, pues, para romper con este patrón? Una vez más, la respuesta es que por medio de la atención. "Tiene que prestar mucha atención a las consecuencias que sus hábitos tendrán a largo plazo, y la mayoría de las personas no las toma en cuenta", dice el Dr. Rankin. Como ya se lo hemos comentado en los capítulos anteriores de este libro, no hay necesidad de negarse las cosas siempre, pero sí tiene que decir "no" más de lo que lo ha hecho hasta ahora. "En algún momento hay que ponerse duro consigo mismo si quiere lograr buenos resultados", dice la dietista certificada Judy E. Marshel de Great Neck, Nueva York.

Cómo modificar su actitud

Por muy importante que sea el hábito de prestar más atención a lo que come, apenas se trata del primer paso. Va a tener que realizar varios cambios positivos en su conducta si quiere tener éxito a largo plazo.

Olvídese de las dietas. Para perder peso en forma permanente definitivamente es muy importante cambiar sus malos hábitos alimenticios. Sin embargo, según la Dra. Kolotkin, "cambiar de actitud de hecho es más importante que cambiar de conducta".

¿A qué se refiere con eso? Cuando quieren bajar de peso, "la mayoría de las personas piensan en lo que están intentando hacer como una dieta", explica la Dra. Kolotkin. "Para ellos se trata de un simple programa para perder peso, pero al pensar así están pasando por alto lo más importante: la meta es cambiar su alimentación para siempre, implantar un estilo de vida nuevo. No se trata de hacer ciertas cosas sólo hasta bajar de peso y luego dejarlas de nuevo, sino de averiguar cómo su manera de vivir influye en su peso. Hay que adoptar una perspectiva más amplia.

Laura Stein, especialista en el control del peso en la ciudad de Nueva York, pone énfasis en un principio semejante al recomendar que pensemos en cambiar nuestra alimentación, no en ponernos a dieta. "Hay una enorme diferencia entre las dos cosas", afirma la experta. "El último objetivo de cambiar la alimentación es una mejora a largo plazo; las dietas, por el contrario, exigen la perfección en este momento. Cuando uno se

NO DEJE DE DESAYUNAR

Es demasiado fácil saltarse el desayuno. Sólo hay que tomar una taza de café, agarrar las llaves del coche y salir corriendo para ahorrar unas 350 calorías, ¿verdad? ¡Pues no!

"Tienes que desayunar bien", dicen todas las mamás. Y ahora resulta que tienen razón, sobre todo si alguien quiere perder peso. Por lo menos ése fue el resultado de un estudio realizado por la Universidad Vanderbilt de Nashville, Tennessee, sobre la importancia del desayuno si se pretende bajar de peso.

Los investigadores pusieron a 52 mujeres medianamente obesas a dieta durante 12 semanas. Algunas comían tres veces al día, incluyendo el desayuno, mientras que otras se saltaban la primera comida del día. Las mujeres que desayunaban comían menos golosinas altas en grasa y en calorías entre comidas. En otras palabras, se sentían menos inclinadas a salirse de la dieta.

Moraleja: El desayuno siempre es oportuno para los que quieren adelgazar.

propone cambiar su alimentación y come algo indebido, puede asimilar la experiencia como una oportunidad de aprender algo. Puede preguntarse, por ejemplo: '¿Por qué comí tanto flan en la casa de mi mamá? ¿Qué podré hacer para evitarlo la próxima vez que la visite?', en lugar de exclamar: '¡Ya lo eché todo a perder!', porque en este caso se corre el peligro, tal vez, de comer todavía más por estar deprimido y así de agravar el problema."

Fortalezca su voluntad con afirmaciones positivas. "Todos creemos lo que nos decimos a nosotros mismos", opina Stein. Por lo tanto, entre más mensajes positivos se envíe usted mismo diariamente, más deseos sentirá de hacer lo necesario para adelgazar. La experta sugiere que todos los días escriba o pronuncie en voz alta las siguientes afirmaciones u otras semejantes:

• Ahora estoy bajando de peso.

• Me encanta cómo me siento ahora.

PECADOS DE MEDIANOCHE

Es posible que el número que aparece en su pesa (báscula) no se deba sólo al tipo de alimentos que usted come, sino también a la hora en que los come. Un estudio ha llegado a la conclusión preliminar de que merendar a medianoche posiblemente haga más lento lo que técnicamente se llama la "termogénesis inducida por la dieta" (o *DIT* por sus siglas en inglés). El término se refiere a la capacidad natural del alimento para estimular el metabolismo y quemar más energía. Esto significa que cuando se come a medianoche se queman menos calorías y por lo tanto se acumula más peso.

En tres días distintos a lo largo de cinco semanas, nueve hombres comieron una merienda ya sea por la mañana, en la tarde o en la madrugada (a la 1:00 A.M.). Por lo demás, su alimentación estaba controlada. Los investigadores detectaron una gran diferencia entre la DIT de la merienda tomada por la mañana y la de la noche. (La de la tarde no produjo ningún efecto significativo.)

"Comer de noche produce menos calor y quema menos calorías que cuando se come una merienda por la mañana", afirma la dietista certificada Judith Stern, Sc.D., profesora de nutrición y medicina interna en la Universidad de California en Davis. "Es posible que con el tiempo le cause problemas. Cuando se come mucho a altas horas de la noche, es posible subir bastante de peso en un solo año."

En pocas palabras: no coma a medianoche.

• Me encanta la comida que me ayuda a estar delgada.

• Me encanta cómo se siente lograr avances constantes.

• Es facilísimo perder peso.

• Me estoy facilitando las cosas.

• Todos los días mi cuerpo está más fuerte, más delgado y más sano.

Un detalle importante, dice Stein, es que todas las afirmaciones estén en tiempo presente. Así adquieren mayor fuerza y se vuelven más inmediatas. Si usted habla de cómo quiere estar y sentirse en el futuro, por el contrario, se sentirá menos inclinado a actuar en este momento.

Sea su propio amigo. "Lo fundamental es que uno se simpatice a sí mismo. Una actitud así puede ser muy motivador", dice Marshel.

Stein expresa lo mismo al enseñar a sus clientes a valorar un mensaje muy importante: "Siempre me trataré bien, sin importar cómo me sienta."

Siempre va a haber ratos de mal humor y días en que todo parece salir mal. Así es la vida. Tendrá que enfrentar nuevos retos por el resto de su vida, por muy delgado que esté. No obstante, una vez que tome la firme resolución de ser su propio amigo y de tratarse como tal, en algún momento dejará de buscar la solución para sus problemas en la comida.

Cómo tomar la acción apropiada

"Usted puede analizar su problema de sobrepeso para siempre, pero a menos que entre en acción no sucederá nada. La acción es fundamental", dice Marshel. "Su meta global debe ser la de aprender a actuar, no a reaccionar, para que su punto de partida sea positivo."

Eso significa tomar el control de su propia vida. Significa hacer planes a diario a fin de asegurar el éxito de cada día y nada más, reduciendo así al mínimo la posibilidad de un fracaso.

Todos los días usted planeará tres comidas bajas en grasa, a las que si usted quiere puede agregar una o dos meriendas (botanas, refrigerios) sanas, además de alguna clase de ejercicio que le sea agradable. También tiene que decidir de antemano cómo va a enfrentar las sorpresas que surjan en el curso del día. Trátese de un bebé enfermo, de una evaluación no muy elogiosa de su trabajo por parte de su jefe, de un pequeño choque con el coche o de un cheque perdido en el correo, no va a buscar consuelo en la comida. Ahora cuenta con un programa para bajar de peso con éxito y esta vez lo va a llevar a cabo.

Firme un contrato consigo mismo. Quizás la empresa en la que usted trabaja ofrezca recompensas a sus empleados que cumplen con determinadas metas semestrales o anuales. Usted puede aplicar el mismo principio a las metas relacionadas con su programa de pérdida de peso. Decida lo que quiere lograr y para cuándo, apúntelo todo y prémiese con recompensas pequeñas pero significativas cada vez que cumpla con una de sus metas parciales.

"Al trabajar con mis clientes pongo énfasis en objetivos que implican el cuidado de sí mismos, no en metas relacionadas con el peso que quieren perder", dice Marshel. "Si alguien incluye en su contrato la meta de hacer ejercicios tres veces a la semana y lo cumple, por ejemplo, puede premiarse con irse al cine el domingo por la tarde."

Quizá esto no parezca tener mucho sentido. ¿Por qué habría de evitarse la pérdida de peso como meta cuando lo que se quiere hacer precisamente es perder peso? "Es muy difícil controlar y predecir el peso que se va a perder", indica Marshel. "Además, perder peso es una simple consecuencia de los otros cambios positivos que usted haga en su vida. A la larga lo que cuenta no es el número exacto de libras que pierda sino los cambios que realice en su conducta y actitud. Si usted hace cambios sistemáticos y cumple con las metas que se ha puesto en cuanto al cuidado de sí mismo, inevitablemente perderá peso."

Tenga muy presentes las situaciones de alto riesgo. "Todo el mundo tiene diferentes puntos vulnerables", dice la Dra. Joyce D. Nash, psicóloga clínica especializada en el control del peso.

"Identifique las situaciones de alto riesgo para usted en particular", sugiere ella. "Salir a comer con sus amigos a un restaurante, por ejemplo, los momentos en que está deprimido y siente lástima de sí mismo o una visita a la panadería. Analícese usted mismo. Una vez que sepa qué situaciones lo empujan a comer, podrá concentrarse en ellas y diseñar una estrategia que le sirva para manejarlas mejor."

Algunas personas tal vez decidan no comer en restaurantes, por lo menos hasta no haber logrado los primeros resultados con su programa de pérdida de peso. Otros trucos para sobrellevar el peligro de un restaurante son no leer la carta (simplemente pida los alimentos bajos en grasa que sabe se sirven ahí) o pedirle al mesero que le sirva su pescado o pollo asado (*broiled*), con la salsa en un plato aparte.

Lo importante es identificar las técnicas más eficaces para usted. "No es posible hacer una lista de 12 estrategias que les sirvan a todos. Hay que personalizarlas", dice la Dra. Nash.

¡No tire la toalla! No permita que una sola comilona o una semana sin hacer ejercicios lo desanime tanto que abandone su intención de bajar de peso. "Si por algún motivo se apartó de su programa, apunte lo que sucedió y lo que ha aprendido de la experiencia", dice la Dra. Kolotkin. "Identifique sus pensamientos y reacciones negativas, por ejemplo, como la tendencia de exagerar las cantidades que comió o la de exigirse un comportamiento perfecto. Tiene que empezar a sustituir esos pensamientos destructivos por estrategias constructivas."

Pero ¿cómo se logra eso? La Dra. Kolotkin sugiere que piense en las veces en que ha perdido peso anteriormente y que se felicite por ello. Tal vez también sea necesario reevaluar y quizá modificar alguno de sus objetivos; es posible que se esté exigiendo demasiado muy pronto. Y trate de controlar su entorno. "¿Qué puede usted cambiar para controlar más lo que come?", pregunta la experta. "Quizá tendrá que tirar a la basura la mantequilla de cacahuate (maní) y el helado de su refrigerador, tener más vegetales a la mano, ajustar su horario si por trabajar tarde no está comiendo bien o pedir a sus hijos que guarden sus golosinas en su propia habitación."

"Vigile sus hábitos día con día, pero no permita tampoco que esto se convierta en una obsesión", agrega la Dra. Nash. "Si no ha hecho ejercicios en dos días, simplemente salga hoy mismo a hacerlos. Entre en acción lo más pronto posible, en lugar de retrasarla más."

Olvídese del perfeccionismo. "Cuando les expongo a mis pacientes las técnicas que les permitirán cambiar de comportamiento, siempre les digo que no van a poder cumplir con ellas el 100 por ciento del tiempo, pero que eso no es necesario tampoco", dice el Dr. Rankin. "Si usted sabe manejar bien las tentaciones de la comida el 20 por ciento del tiempo y luego sube al 60 por ciento, observará una diferencia enorme. El cambio al que debe apuntar tiene que ser apenas el suficiente para lograr una mejoría importante. La forma más rápida de acabar con toda posibilidad de perder peso es exigiéndose la perfección."

CÓMO MOTIVARSE PARA MANTENERSE

El día en que empezó a leer este libro, usted estaba lleno de entusiasmo y puestísimo para empezar una nueva vida. ¿Se acuerda? No hace mucho tiempo que se sintió así. La idea de bajar de peso y de cambiar su vida era una aventura en ese momento, un desafío que usted aceptó de inmediato. El mundo estaba lleno de gratas sorpresas, como el hecho de que adoptar una alimentación baja en grasa es más fácil y agradable de lo que usted pensaba, o de que dar caminatas diarias hasta es divertido.

Sin embargo, es posible que a estas alturas haya pasado la primera emoción. Tal vez pase días en que literalmente tiene que obligarse a abandonar la cama por la mañana para salir a caminar antes de irse a trabajar. Sueña todo el tiempo con unas deliciosas hamburguesas y papitas fritas. El estrés lo ha empujado a comer otra vez lo que no debe. De hecho hay momentos en que su ánimo toca fondo y hasta considera abandonar el propósito de bajar de peso.

En breve, lo que usted necesita es un empujoncito para levantar su ánimo.

¡Y se lo daremos! A continuación presentamos un plan que le ayudará a elevar su motivación al máximo en esos momentos en que le cuesta trabajo cumplir con su programa de pérdida de peso. Simplemente siga el plan paso por paso, ¡y no tardará nada en recuperar su entusiasmo inicial! Lo mejor es que el mismo plan le servirá muchas veces más, siempre que sienta que ha caído en un bache.

Paso 1: Analice los costos y los beneficios. Divida una hoja de papel en dos columnas verticales. En la de la izquierda enumere los beneficios de seguir cumpliendo con su plan para perder peso. Aquí tiene que apuntar cosas como: "Ya bajé seis libras"; "Me siento con más energía"; "Manejo mejor el estrés". Debajo de estos comentarios, apunte los costos de abandonar el programa, como: "Ya no estaré en forma" o "Me volverá a salir la panza".

En la columna de la derecha anote los costos exigidos por su programa: "Tengo que dejar de comer ciertos alimentos que me encantan, pero que no son saludables"; "Tengo que dedicarle tiempo al ejercicio". Luego agregue los beneficios de abandonar el programa, como: "Tendría más tiempo porque no habría necesidad de salir a caminar todos los días" o "Podría comer y beber todo lo que yo quiera".

"Las anotaciones de la columna izquierda son los pensamientos que lo motivarán. Por el contrario, su motivación empezará a bajar si se pone a pensar en lo que dice la columna derecha, o sea, en lo que cuesta realizar los cambios necesarios y en los beneficios de no realizar estos cambios", dice la Dra. Joyce D. Nash, psicóloga clínica y especialista en el control del peso. Alargue ambas columnas conforme se le ocurran otras ventajas y desventajas de seguir con su nueva forma de alimentación. Pegue la lista en un lugar donde la pueda ver todos los días. Le servirá para recordar su intención de perder peso.

Según la Dra. Nash, hay que aceptar los pensamientos negativos y manifestarlos abiertamente. Le ayudarán a entender por qué está perdiendo el entusiasmo. Así, se dará cuenta del momento justo para apoyarse en las muchas buenas ideas incluidas en *Su peso ideal*.

Paso 2: Fíjese pequeñas metas diarias. Prométase que va a desayunar un saludable plato de cereal integral en lugar de unos panqueques bañados con mantequilla y almíbar (sirope). También puede proponerse no volver a merendar a medianoche o bien caminar diez minutos más que ayer. "Debe aspirar a algo que pueda lograr hoy, no en algún momento del resto de su vida", dice la Dra. Nash. A veces fijarse en una meta demasiado lejana —como las 25 libras (11 kg) que todavía quiere perder— puede ser contraproducente porque parece demasiado difícil.

Paso 3: Anótelo. Al poner sus metas por escrito, usted podrá revisarlas y ponerlas al día. Así parecerán más concretas y se sentirá más motivado para cumplir con ellas. Por lo tanto, apunte sus pequeñas metas diarias y prémiese con una estrellita cuando cumpla con ellas. También puede firmar un "contrato" formal con algún amigo. Incluya en el documento su meta y la recompensa que obtendrá cuando haya cumplido con ella. Si aplica estas técnicas, quizá se sienta más obligado a hacer las cosas seriamente.

Paso 4: Cambie el frasco de las galletas por un "frasco de recompensas". Invente por lo menos 20 pequeñas recompensas. Deben ser cosas sencillas y accesibles que le gustaría tener o hacer y que no requieren mucho tiempo ni dinero. (Entre más accesibles sean, menos razones habrá para no darse el gusto, dice la Dra. Nash.) Pueden ser cosas como darse un baño relajante perfumado con aceites minerales, cortar un ramo de flores frescas de su jardín, tener una larga conversación telefónica con un buen amigo o leer un capítulo de esa novela que nunca tiene tiempo de terminar. Trate de incluir el mayor número posible de cosas que le gustan (¡y que no se puedan comer!).

Apunte cada una de estas cosas en una hojita suelta de papel y guárdelas en un frasco o lata vacía para galletas. Todos los días saque un papelito del frasco en cuanto cumpla con su pequeña meta: ésa será su recompensa del día. (Acuérdese de regresar el papel al frasco para que le pueda tocar la misma recompensa en otra ocasión.)

Paso 5: Cambie su rutina de ejercicios. ¡Póngase en movimiento! En lugar de limitarse a la bicicleta fija, recorra el bosque con una bicicleta de montaña. Camine por lugares desconocidos o con un amigo o amiga diferente. Haga sus ejercicios por la mañana en lugar de esperar hasta en la tarde. Pruebe un nuevo deporte o cambie la máquina de pesas por mancuernas y barras de pesas. También puede entrenar por intervalos: después de calentar de 10 a 15 minutos, acelere su paso por unos 2 minutos. Luego baje su velocidad por 1 minuto más o menos, para recobrar el aliento, y a continuación vuelva a acelerar por otros 2 minutos. (Esto funciona con la mayoría de los ejercicios aeróbicos como caminar, andar en bicicleta, correr y nadar, incluso para subir escaleras y trabajar la máquina de remos.) Varíe sus ejercicios todo lo que quiera con tal de que le sigan pareciendo novedosos y emocionantes.

Paso 6: Use sabor para motivarse mejor. Consienta su paladar y pruebe todas las semanas alguna fruta o vegetal exótico, un pescado que no conozca o algún nuevo producto bajo en grasa o sin grasa. Más o menos una vez por semana pruebe alguna de las ricas recetas bajas en grasa incluidas en este libro. Siembre unas hierbas culinarias en macetas o en su jardín y agregue ramitas frescas de albahaca, orégano, cilantro o perejil a sus recetas. Hay muchas maneras saludables de satisfacer su paladar con nuevos e interesantes sabores sin necesidad de apartarse de su plan de alimentación.

Paso 7: Pida apoyo. Dígale a un buen amigo o a su cónyuge que le está costando trabajo cumplir con su programa de alimentación y ejercicios. Exprese con precisión qué es lo que esta persona puede hacer para ayudarle. "Tal vez necesite que alguien le diga cuánto admira sus esfuerzos o que simplemente muestre cierto interés en lo que está tratando de hacer", dice la Dra. Nash.

Por otra parte, "a veces también es posible que lo que usted más necesite sea que sus amigos y familiares no le hagan ningún comentario", agrega la experta. En este caso, "pídales que no le digan todo el tiempo qué es lo que tiene que hacer, que no se fijen en lo que come ni que se burlen de usted, aunque sólo sea con la mirada, cuando deja de hacer ejercicios una vez. Si usted necesita enfrentar el reto solo, hágaselo saber."

Paso 8: Haga una lista de las situaciones que impiden su progreso y de las estrategias defensivas que utilizará en esos casos.

Tal vez usted sea de las personas que tienden a comer de más en los restaurantes. También es posible que no le agrade nada hacer ejercicios al aire libre cuando hace frío, o que le cueste trabajo limitarse a sólo dos galletas de avena y pasas sin grasa. (Tiende a seguir comiendo hasta vaciar toda la caja.) Apunte cada una de las tentaciones más difíciles de resistir en una ficha de tres por cinco pulgadas (8 por 13 cm). Luego piense en todas las soluciones posibles y anótelas en el dorso de las tarjetas. Puede pedir porciones juveniles al comer en restaurantes, por ejemplo. En el invierno, vaya a caminar al centro comercial o haga ejercicios en un gimnasio. Compre meriendas (botanas, refrigerios) provistas de envolturas individuales, como barras de *granola* o de fruta sin grasa, por ejemplo, para no atascarse de ellas. Si tiene preparada su lista de defensa, podrá hacer frente a cualquier situación y mantener su motivación hasta que logre su peso ideal.

PARA HOMBRES NADA MÁS

Su esposa y sus hijos lo quieren. Le gusta su trabajo y está contento con lo que gana. Es activo en su comunidad, tiene a un sólido grupo de buenos amigos y una o dos veces al año lleva a su familia de vacaciones a un lugar bonito. Las cosas están, bueno . . . casi perfectas.

¡Si no fuera por esa panza cervecera!

Es posible que con el paso de los años se haya dado cuenta de que su cuerpo está cada vez más fuera de forma. De ser así, no es el único al que esto le sucede. De acuerdo con las estadísticas oficiales, el 30 por ciento de los hombres estadounidenses de 18 o más años de edad deben considerarse clínicamente obesos, es decir, rebasan su peso ideal en más del 20 por ciento. Y son millones los que sin llegar a estos extremos pesan más de lo que ellos quisieran.

Esto es un problema no sólo desde el punto de vista de la apariencia, sino que también se trata de un peligro muy serio para la salud. Se calcula, por ejemplo, que uno de cada cinco hombres va a sufrir un ataque cardíaco antes de cumplir los 60 años. Son muchos los factores que contribuyen a este peligro, y entre ellos están el sobrepeso, los malos hábitos alimenticios y la falta de ejercicio.

¿Por qué suben de peso los hombres?

La falta de información es la causa fundamental por la que los hombres suben de peso. "Incluso los hombres más inteligentes suelen ser ignorantes en lo que a la nutrición se refiere", dice el Dr. Morton H. Shaevitz, experto en el control del peso. "Simplemente no saben qué contienen los alimentos que comen ni por qué les pueden hacer daño."

Otro factor importante que causa que muchos hombres tengan sobrepeso es la alimentación pobre. Básicamente, la mayoría de los hombres no comen bien. Víctima de las presiones del trabajo, la familia y otras obligaciones, es posible que el hombre termine devorando a la carrera unas *donuts* y una taza de café o unas rebanadas de pizza, en lugar de sentarse a almorzar algo más saludable. Otros hombres tal vez se sienten a mediodía, pero lo hacen para comer un abundante almuerzo lleno de calorías en restaurantes caros con sus compañeros del trabajo, lo cual les dificulta mantenerse en forma. Es más, muchos hombres tienen que viajar por razones de trabajo y la comida rápida se vuelve un recurso casi inevitable. Las cosas no mejoran aunque viajen por avión. La comida de las líneas aéreas suele estar entre

LA NUTRICIÓN Y LA NIÑERA

El hijo de padres gordos lo será también, ¿verdad?

Desafortunadamente, en muchísimos casos, esto es cierto. Y también resulta lógico, porque un hijo comparte tanto los genes como el estilo de vida de sus padres. Lo que tal vez no sea tan evidente es que el sobrepeso de un adulto también puede tener su origen en la niñera que le haya tocado de pequeño.

En un estudio realizado por los Centros Médicos de Nueva Inglaterra en Boston, el Dr. William E. Dietz, director de nutrición clínica, descubrió que un hombre cuyos padres son esbeltos sólo tiene un 14 por ciento de probabilidades de estar excedido de peso en algún momento de su vida adulta. El hombre cuyos padres son obesos, por el contrario, tiene entre un 80 y un 85 por ciento de probabilidades de padecer el mismo problema.

Por otra parte, el Dr. Dietz también encontró que si un niño de padres delgados se deja al cuidado de una niñera obesa durante un período prolongado de tiempo, sus posibilidades de tener problemas de peso suben al 65 por ciento.

Todos estos datos indican que la genética influye en las posibilidades de que un hombre tenga sobrepeso, pero también es muy importante lo que de niño haya aprendido acerca de la comida y de cómo se debe de comer.

mediocre y mala, tanto desde el punto de vista del sabor como de su contenido de calorías.

Tampoco le conviene al hombre muy atareado la falta de tiempo para hacer los ejercicios. Con razón esos pantalones se sienten cada vez más apretados.

Consejos para hombres a quienes les toca perder

No obstante, tenemos muchas buenas noticias para el hombre con sobrepeso que finalmente se haya decidido a dar el paso y hacer algo con respecto a esa panza demasiado evidente. En lo que a las dietas se refiere, su vida es mucho más fácil que la de las mujeres. ¿Por qué? Un hombre excedido de peso puede comer más y de todas maneras bajar de peso más rápida y fácilmente que una mujer. Hay varias razones para ello:

- Por lo común su físico es más grande.

- Tiene un mayor porcentaje de músculos en relación con la grasa, lo cual le permite a su cuerpo quemar más calorías por cada libra de peso.

- Es más frecuente que logre llegar a su peso ideal . . . y mantenerlo.

Las indicaciones incluidas en *Su peso ideal* en cuanto a la alimentación y los ejercicios ayudarán tanto a las mujeres como a los hombres a bajar todo el peso que quieran perder y a lograr una buena forma física. No obstante, en muchos casos el estilo de vida y las actitudes de los hombres son muy diferentes de las de las mujeres. Por lo tanto, agregamos estas sugerencias adicionales.

SÍ aprenda un poco sobre la nutrición. Definitivamente no es buena idea comer sin saber de qué se trata, porque la ignorancia en cuestiones de nutrición afecta al corazón y a su salud en general, además de alterar su peso. Entérese de lo básico, como las diferencias entre los carbohidratos, las proteínas y las grasas, y conozca unos cuantos ejemplos de alimentos pertenecientes a cada una de estas categorías. ¡Échele una ojeada a los otros capítulos de este libro! Es un buen lugar para empezar.

SÍ pida la ayuda de su familia. Tal vez su esposa ya esté a dieta y le esté preparando platillos especiales a usted (es decir, más abundantes y con más calorías). De ser así, pídale que le sirva los mismos alimentos bajos en grasa y en calorías que ella come. Probablemente le encante la idea de que usted quiera bajar de peso un poco. Se ha demostrado que los hombres que se alimentan en forma más saludable por seguir el ejemplo de sus esposas también pierden peso más fácilmente. Y si se le ocurre ayudar a su esposa con la preparación de la comida de vez en cuando, tanto mejor para su matrimonio y para su educación alimenticia.

NO sufra privaciones. Lo peor que se puede hacer al tratar de bajar de peso es someterse a una dieta que parezca diseñada para matarlo de hambre o que le imponga sacrificios demasiado grandes. Evidentemente es cierto que para perder peso no podrá seguir comiendo todo lo que antes comía ni a la hora que se le antoje. Estos hábitos fueron los que lo hicieron subir de peso para empezar. No obstante, si incluye algunos

LA ELECCIÓN CORRECTA

Tal vez usted es una de esas personas que nunca tienen tiempo para sentarse a comer bien y que se alimentan de lo que encuentran a su paso. Sin embargo, por más ocupado que esté, no hay que bajar la guardia en cuanto a la nutrición. Para darle una idea, incluimos algunas alternativas de varios alimentos comunes. Son bajas en calorías, pero igualmente fáciles de conseguir.

En lugar de . . .	Coma . . .
Media pizza de *pepperoni*	2 rebanadas de pizza de queso y una abundante ensalada verde
Un *muffin* de salvado o de maíz	Un *bagel* o un *muffin* inglés
Un puñado de nueces de la India	2 puñados de palomitas (rositas) de maíz
Nuggets de pollo de comida rápida	Un sándwich (emparedado) de pollo asado al horno (*broiled*) de comida rápida
Fettuccine Alfredo	Pasta con vegetales y una salsa ligera de aceite de oliva o de tomate
16 onzas (448 g) de carne roja	6 onzas (168 g) de carne roja (o, mejor todavía, de pavo o pescado) con una papa grande al horno y vegetales al vapor

de sus alimentos favoritos en su menú para la semana, como un pequeño bistec y un postre, por ejemplo, se le facilitará mucho llegar a su peso ideal y mantenerlo para siempre.

Aquí le va otra buena noticia: no vaya a pensar que para perder peso forzosamente hay que limitarse a porciones chiquititas. Sólo haga unos cuantos cambios sencillos en lo que come, sustituyendo los alimentos altos en grasa y llenos de azúcar por carbohidratos complejos más saludables (como la papa y la pasta) y por proteínas bajas en grasa (como el pescado, los mariscos y la carne de ave). Esto le permitirá seguir llenando su plato de la misma manera y no se quedará con hambre.

NO exagere con el alcohol. No le estamos pidiendo que regale sus botellas de tequila y ron o que tire su cerveza por el fregadero. No obstante, por todas las razones ya mencionadas, sería una buena idea reducir su consumo de alcohol lo más posible. Trate de bajar a la mitad tanto la cantidad como la frecuencia de lo que acostumbra tomar. Cambie la cerveza normal por una *light* y sustituya los tragos altos en calorías por vino. Estos cambios sencillos producirán una gran reducción de calorías y usted se encontrará con agradables sorpresas en la pesa (báscula).

NO utilice las obligaciones laborales como pretexto para no ponerse a dieta. Es fácil alegar: "Sería imposible cumplir con una dieta. Tengo que ir a demasiados desayunos de trabajo (es decir, a comer *Danish* de queso o *bagels* con queso crema), a cócteles (con su alcohol y *hors d'oeuvres*) y a cenas de negocios (con su vino, bistecs, y postres sustanciosos), además de que viajo en avión (donde hay nueces y platillos altos en calorías)." Sin embargo, sólo hace falta un poco de previsión y planificación para atender sus negocios y las necesidades de su cuerpo al mismo tiempo.

En los desayunos de trabajo, por ejemplo, olvídese de los panecillos dulces y coma un *bagel*. En los cócteles puede conversar igual con un trago sin calorías en la mano, como un agua tónica con jugo de limón verde (lima), y limítese a comer las verduras crudas. En las comidas de negocios, evite el alcohol y los postres sustanciosos. Escoja mejor una ensalada ligera (sin aliños/aderezos cremosos), pescado, pollo o carne magra asada al horno (*broiled*) o a la parrilla (*grilled*), así como vegetales al vapor (*steamed*) o ligeramente sofritos (salteados o *stir-fried*). De postre, pida sorbete o fruta fresca.

En cuanto a las tristemente célebres comidas de avión, que no le caen bien ni a su cintura ni a su paladar, pida una comida especial por adelantado (van a ser principalmente frutas o vegetales con algo de proteínas, como queso) o lleve su propia merienda (botana, refrigerio) saludable.

SÍ haga ejercicio regularmente. Entramos a fondo en el tema del ejercicio en el capítulo "Ejercicio: su arma secreta" en la página 55. Aquí sólo volveremos a poner énfasis en el hecho de que sin un programa rutinario de ejercicios es casi imposible para cualquiera, hombre o mujer, perder peso y mantenerlo. Y una vez que alcance el peso deseado, es necesario realizar algún ejercicio aeróbico rutinario (complementado, en el caso ideal, con pesas) para no volver a acumular el peso perdido.

El ejercicio es bueno, pues, pero hay que empezar poco a poco. El Dr. Shaevitz ha observado muchas veces que un hombre que está fuera de forma tiende a meterse de cabeza en un programa de ejercicios y quiere lograr demasiados resultados muy pronto, a diferencia de la mujer. Antes que nada, reciba la aprobación de su médico. Luego empiece a caminar a paso ligero, empezando por 20 a 25 minutos al día de tres a cinco días por semana. Si se cansa demasiado, empiece con menos. Lo importante es empezar. Vaya aumentando el tiempo poco a poco hasta llegar a unos 45 minutos por día unos cinco días a la semana. Tal vez también le guste correr despacio o ejercitarse en la bicicleta fija.

¿Aún está convencido de que no tiene tiempo para hacer ejercicios? Intente el método del propio Dr. Shaevitz: arriba de su bicicleta fija instaló una luz para leer y un revistero y siempre tiene su teléfono y un control remoto a la mano. Casi todas las mañanas, él hace 45 minutos de ejercicios en la bicicleta mientras lee algunos artículos informativos, ve las noticias en la televisión y hace una o dos llamadas a su oficina.

Tal vez le agrade, por otra parte, la idea de hacer ejercicios con su familia. Puede salir a dar una vuelta en bicicleta con su esposa, jugar básquetbol con sus hijos en el patio o incluso tomarse unas vacaciones deportivas con todos para nadar, andar a caballo o escalar juntos. Así no sólo mejorará su forma física sino que también reforzará su decisión de encontrar un estilo de vida más saludable para toda su familia.

SÓLO PARA MUJERES

Hay dos momentos claves en la vida de una mujer en los cuales es muy posible que suba de peso aun sin comer demasiado: después de dar a luz y al entrar a la menopausia. Aunque nunca haya tenido problemas de peso, estas ocasiones especiales y las libras de más que muchas veces las acompañan ponen nerviosas a muchas mujeres, sobre todo si normalmente no tienden a subir de peso.

Los expertos afirman que es muy común que tanto las nuevas madres como las mujeres que están entrando a la menopausia suban de peso. No obstante, hay formas de enfrentar estos cambios físicos. Y no se preocupe. Aunque suba más de lo debido, siempre podrá volver a tener un cuerpo esbelto y sano.

Cómo aligerar el peso del embarazo

Empecemos por el principio. ¿Cuánto peso subió a lo largo de los últimos nueve meses? "Actualmente se considera aceptable subir entre 24 y 36 libras (12 y 16 kg) durante el embarazo, según lo que la mujer haya pesado antes de éste", dice la dietista certificada Joann Heslin. "Si está relativamente delgada para empezar, debe subir más peso. Si pesa un poco más, de todas maneras debe subir entre 22 y 24 libras (10 y 12 kg)."

LAS VENTAJAS DE AMAMANTAR

Darle el pecho a un recién nacido no sólo estrecha el lazo emocional entre la mamá y el bebé. Otra de sus ventajas es que puede estimular la pérdida de peso.

Un estudio realizado en Filadelfia observó a 24 mamás durante seis meses después del parto. Algunas sólo amamantaban a sus hijos, otras les daban fórmula y otras combinaban las dos formas de alimentación. Las mujeres que optaron por la lactancia materna, aunque sea en parte, conservaron un peso más cercano al que tuvieron antes de embarazarse y bajaron muchas más pulgadas de sus caderas en comparación con las mamás que sólo usaban fórmula.

Supongamos que su caso corresponde más o menos a estas cifras. Sale del hospital, llega a su casa, y así empieza su nueva vida como mamá. Dos o tres días después reúne el valor suficiente para pesarse. Bueno, usted sabía que las noticias no serían buenas, pero después de todo no resultaron tan malas: pesa entre 10 y 20 libras (4 y 9 kg) más que antes de embarazarse. El peso principalmente consta de su útero más pesado, cuyo peso original de unas 2 onzas (56 g) pudo haber aumentado hasta a 24 onzas (672 g); tejidos adicionales en sus pechos; hasta 4 libras (2 kg) más de sangre; y las reservas maternales acumuladas por su cuerpo durante el embarazo, o sea, entre 8 y 11 libras (3 y 5 kg) de grasa y líquidos.

Tal vez no esté encantada con la idea de que no pueda volver a ponerse de inmediato los pantalones vaqueros (mahones) que usaba antes de embarazarse. Sin embargo, guardamos la mejor noticia para lo último: si no empieza a comer mucho más y si sigue siendo igual de activa (le costará trabajo no serlo con un bebé en casa), las 20 libras adicionales, más o menos, desaparecerán por sí solas en tres a seis meses.

No se complique las cosas

Cuando nace un bebé, su mamá sabe perfectamente que su vida ya no será la misma. Aunque haya estado acostumbrada a una vida activa, va a estar mucho más cansada que antes. Cuando se sienta así, tendrá ganas de sentarse a descansar, no de salir a correr al parque.

"Tal vez usted tenga la impresión de estar activa físicamente porque se levanta seis veces en la noche y lava cuatro tandas de ropa", señala Heslin. "Sin embargo, al realizar estas actividades no está quemando las mismas calorías como cuando corría para alcanzar el tren al trabajo o cuando tomaba una clase de aeróbicos."

Ahora bien, no tiene que participar en una maratón inmediatamente después de dar a luz, porque no es bueno hacer ningún ejercicio demasiado enérgico durante por lo menos seis semanas después del parto. Sin embargo, si su médico está de acuerdo, usted puede salir a caminar a paso rápido en cuanto hayan pasado 48 horas de su parto. Cuando tenga la fuerza suficiente, llévese a su bebé a caminar una hora todos los días.

"Ponga al bebé en la carriola (cochecito) y camine cuesta arriba. También puede poner al bebé en un asiento infantil para bicicleta y darse una vuelta por el barrio", sugiere Heslin. "Continúe hasta que empiece a sudar un poco. Aparte de ayudarse a perder peso, estará haciendo del hábito del ejercicio un buen ejemplo para su hijo." Si no baja entre 2 y 4 libras (1 y 2 kg) al mes, la dietista recomienda aumentar el tiempo que dedica al ejercicio en lugar de reducir demasiado las calorías que come.

Avance lentamente, sin importar cuánto ejercicio haya hecho antes de su embarazo.

Antes que nada, recuerde que tener un bebé es una experiencia maravillosa pero también agotadora, así que consiéntase. "Aunque esté decidida a perder peso de inmediato, no tiene que privarse por completo", opina Heslin. "La maternidad automáticamente implica sacrificios: un poco de sueño, quizá el empleo o las relaciones sociales. . . . tal vez hasta pierda un poco el contacto con su marido por lo abrumada que se siente. Desde luego el bebé es maravilloso, pero quizá necesite también alguna otra cosa que la haga sentirse mejor."

Muchas veces esto significa algo dulce. Sin embargo, no por eso tiene que echar a perder su alimentación por completo. Coma un poco de yogur congelado bajo en grasa con pasas esparcidas encima. Chupe una barra de caramelo o una paleta de dulce o coma unos caramelos de goma (*jelly beans*). Unos cuantos puñados de cereal de caja endulzado le proporcionarán una dosis de azúcar que aumentará su energía, pero perjudicarán menos su intención de perder peso que un chocolate con almendras.

"A veces una mamá quiere que alguien la mime igual que ella a su bebé", dice Heslin. "Así que . . . consiéntase."

No permita que la menopausia multiplique las libras

Si usted está a punto de entrar a la menopausia o ya la está viviendo, sin duda se habrá dado cuenta de varios cambios físicos y mentales. Una de las ventajas es que ya no hay que preocuparse por un posible embarazo. Muchas mujeres dicen, por otra parte, que por fin se sienten a gusto consigo mismas. Sin embargo, entre sus desventajas la menopausia también puede tener ciertos síntomas desagradables, como los sofocos (bochornos, calentones), la fatiga, algunos ratos de depresión . . . y unas libritas de más.

Desde luego, no todas las mujeres suben de peso durante la menopausia. "Algunas mujeres hasta bajan de peso una vez que termina su menopausia", dice la Dra. Lila Wallis, fundadora y primera presidenta del Consejo Nacional para la Salud de la Mujer. "No obstante, la mayoría suben de peso, entre 5 y 8 libras (2 y 4 kg) si no estaban excedidas de peso antes, y más si ya lo estaban." Al parecer no influye que una mujer esté o no sometida a una terapia de reposición del estrógeno (o *ERT* por sus siglas en inglés).

La Dra. Wallis explica este aumento de peso como un caso de "simple aritmética".

"Las mujeres me dicen: 'No como más que antes, pero de todas maneras subo de peso.' Y yo les contesto: '¡Muy cierto! Aunque no haya aumentado las cantidades de lo que come, ahora necesita menos calorías.' La gente tiende a gastar menos energía conforme pasan los años", indica la Dra. Wallis. "A menos que se adapten a este cambio reduciendo el número de calorías que consumen, van a subir de peso."

Por lo tanto, en esta época de su vida, es más importante que nunca tener hábitos alimenticios saludables. Lo apropiado es una alimentación baja en grasa y rica en nutrientes. Siga las recomendaciones incluidas en este libro y trate de perder peso poco a poco y de manera constante, más o menos una libra (448 g) por semana. No reduzca su consumo de calorías a cantidades más pequeñas todavía, porque su metabolismo podría hacerse aún más lento y le costaría mucho más trabajo bajar de peso.

Cómo combatir la depresión

La Dra. Wallis advierte a las mujeres que están pasando por la menopausia que eviten más que nunca que sus estados de ánimo rijan su alimentación. "En muchas ocasiones, se come de manera obsesiva debido a la depresión", señala la doctora. "Si una mujer no tiene intereses personales, es posible que se obsesione con la comida, la cual puede convertirse en uno de sus pocos placeres." Es cierto que la ERT no les sirve a todas las mujeres, dice la doctora. Sin embargo, una de sus ventajas es que ayuda a levantar el ánimo, lo cual a su vez puede ayudar a mantener una alimentación prudente.

Los expertos están de acuerdo en que la actividad física es tan importante como la alimentación para la mujer que está pasando por la menopausia.

Si ellas pueden hacerlo . . . usted también. Ayude a su cuerpo a quemar la grasa de manera más eficiente mediante un programa regular de ejercicios, si no es que ya lo está haciendo. No importa que se trate de nadar, andar en bicicleta, caminar rápido o bailar. Practique las actividades que más le gustan el mayor número de días posible a la semana. De esta manera, no sólo se va a deshacer de ese exceso de libras, sino que también fortalecerá sus huesos y aumentará la producción del precursor del estrógeno por las glándulas suprarrenales. Por si eso fuera poco, las sesiones de ejercicios le levantarán el ánimo y esto a su vez puede aliviar algunos de sus síntomas, como los sofocos (bochornos, calentones) y "la depre". "El ejercicio es un excelente remedio contra la depresión", dice la Dra. Wallis. "Uno se siente mejor de inmediato. Además, el efecto dura."

Después de todo lo dicho, ¿qué es lo mejor para perder peso y mantenerse delgada para siempre? "¡Manténgase en movimiento!", insiste la Dra. Wallis. "¡No se quede sentada sino camine! Camine no sólo cuando tenga que ir a alguna parte sino también cuando esté viendo la tele, planeando algo o pensando. De todas maneras uno piensa mejor cuando camina. Y no lo haga como si estuviera hecha de porcelana: mueva los brazos, haga girar su cuerpo, mire a su alrededor. Se gasta más energía estando alerta y activa."

Si usted se mantiene alerta, activa, llena de energía y delgada, su edad será lo último en lo que esté pensando.

PÉRDIDA DE PESO PARA AMBOS SEXOS

L a idea de perder peso junto con su cónyuge puede parecer excelente al principio. No obstante, es posible que al cabo de unas cuantas semanas ambos se estén preguntando por qué no han perdido tanto peso como querían. Tal vez sea por el simple hecho de que sus cuerpos reaccionan de diferentes maneras cuando se trata de perder peso. Por lo tanto, lo que le funciona al uno no le servirá al otro.

Diversas investigaciones han empezado a revelar detalles interesantes en este sentido. Por ejemplo, algo que a la mujer le mata el apetito a veces puede despertar el del hombre. También es posible que lo que le motiva a la mujer a ir al gimnasio haga que el hombre se quede en el sillón de la sala. En cuestiones de alimentación y ejercicio, cada sexo tiene sus preferencias y conductas particulares. A fin de cuentas, usted no se pondría los pantalones de su cónyuge, ¿verdad? Entonces, ¿por qué insistir en el mismo programa para perder peso?

Una vez que se entere de cuáles son las mejores armas contra la grasa disponibles para su sexo, podrá diseñar un programa de pérdida de peso particular que realmente le funcione.

A continuación revisaremos algunas de las diferencias más importantes (y sorprendentes) entre los sexos y cómo aprovecharlas en beneficio propio.

En él, busca la barriga
En ella, cae en las caderas

Es muy común que a un hombre le salga panza y la vuelva a perder en cosa de nada, mientras que a la mujer la grasa se le acumula en las caderas y los muslos y al parecer quiere quedarse ahí para siempre, aunque ella baje de peso.

¿A qué se deben estas diferencias?

Una palabra lo resume todo: estrógeno. Las mujeres tienen más células de grasa en las caderas y los muslos que los hombres. El estrógeno se encarga de llevar la grasa a estos lugares y de mantenerla ahí. De hecho, el cuerpo femenino sería feliz si pudiera guardar 120,000 calorías en forma de grasa, a fin de contar con la reserva de energía necesaria para dar a luz a la siguiente generación incluso en una hambruna.

Los hombres, por el contrario, acumulan grasa primero en la panza. Algunos expertos creen que esto se debe a que las células de grasa son metabólicamente más activas ahí. Las panzas crecen rápidamente, pero vuelven a desaparecer con la misma facilidad. Eran muy útiles para los cazadores y recolectores de los tiempos prehistóricos, a quienes servían de reserva de energía a corto plazo cuando se trataba de ponerse fuera del alcance de cualquier amenaza.

El ejercicio aeróbico permite a ambos sexos quemar este exceso de grasa. No sirve para reducir la grasa en puntos específicos, pero sí es posible escoger ejercicios que tonifiquen los sitios problemáticos, para que se vean más firmes una vez que se termine de bajar de peso.

La sugerencia para él: El proceso de hacer desaparecer la pancita se divide en tres partes. En primer lugar, reduzca los factores que contribuyen al crecimiento de la panza. Las investigaciones han demostrado que la panza acumula grasa cuando se toma alcohol, cuando se fuma o a causa del estrés.

En segundo lugar, haga ejercicios aeróbicos para disminuir la pancita que ya tiene. Harán falta por lo menos 20 a 30 minutos seguidos de algún ejercicio aeróbico tres veces por semana para echar a andar las cosas. Recuerde que no sólo tiene que hacer suficiente ejercicio para hacer que la grasa entre en el torrente sanguíneo sino que lo debe prolongar lo suficiente para quemarla.

La sugerencia para ella: También usted haría bien en combatir la grasa por medio de ejercicios aeróbicos. Haga que sus sesiones de ejercicios le rindan el doble escogiendo ejercicios que además de quemar grasa tonifiquen las áreas del cuerpo que le estén causando más problemas. Caminar y correr, así como trabajar con máquinas escaladoras (*stair climbers*) o de esquí a campo traviesa (de fondo) son ejercicios excelentes para poner en forma los músculos grandes de las piernas y las caderas para que estos se vean más duros y esbeltos una vez que desaparezca la grasa. A fin de aumentar todavía más el tono muscular de estas partes, pídale al instructor del gimnasio que le enseñe a usar la máquina de pesas que sirve para trabajar tanto los músculos internos de sus piernas como los externos.

Por último, no se desespere. Es posible que la panza de su compañero parezca estar desapareciendo rapidísimo, pero acuérdese de que usted pierde peso de manera más pareja por todo su cuerpo. Por lo tanto, su figura se va haciendo más delgada sin cambiar de forma radicalmente. Preste atención a estos cambios aunque a veces no sean tan evidentes.

Él pierde 20 libras
Ella pierde 15

Aunque un hombre y una mujer realicen la misma actividad física durante el mismo período de tiempo, lo más probable es que él pierda más peso que ella, dice el Dr. George Blackburn, jefe del Laboratorio para la Nutrición y el Metabolismo en el Hospital Deaconess de Nueva Inglaterra en Boston. "El hombre es como un motor de ocho cilindros, mientras que la mujer es uno de seis."

Son dos las razones por las que los hombres queman calorías más rápidamente. En primer lugar, pesan más desde el principio, por lo general, y por lo mismo queman más calorías. (Se requiere más energía para mover a un cuerpo de 200 libras/90 kg que a uno de 150 libras/67 kg.) En segundo lugar, el cuerpo de un hombre posee más músculos quemadores de grasa, es decir, más masa corporal no adiposa, que el de una mujer. El cuerpo de un hombre joven y sano tiene entre un 12 y un 19 por ciento de grasa, mientras que en el hombre mayor esta cantidad aumenta a entre el 15 y el 22 por ciento. El cuerpo de una mujer, por el contrario, contiene entre un 19 y un 26 por ciento de grasa cuando es joven, cantidad que aumenta a entre el 22 y el 30 por ciento en la mujer mayor.

La sugerencia para él: No se crea mucho. Cuando compare los porcentajes de peso perdido en lugar de las libras, verá que en términos relativos está bajando lo mismo que su mujer. Si usted pesa 200 libras y baja 20 (10 kg), habrá perdido el 10 por ciento de su peso inicial. Si ella pesa 150 libras y baja 15 (7 kg), habrá logrado exactamente lo mismo. Por otra parte, no vaya a entusiasmarse demasiado con la acelerada pérdida de peso que se va a dar al principio de su cambio de alimentación y actividad, advierte el Dr. C. Wayne Callaway, experto sobre la alimentación y profesor adjunto de medicina en el Centro Médico de la Universidad George Washington en Washington, D.C. Los hombres tienden a sentirse de maravilla mientras están viendo cómo bajan los números en la pesa (báscula), pero cuando ya alcanzan su peso ideal y sólo se trata de mantenerlo, comienzan a aburrirse. Una vez que ha desaparecido el reto, suelen volver a su antigua forma de alimentación y no tardan en subir de peso otra vez. De nuevo, aquí usted tiene que fijarse en cómo se siente, no en los números.

La sugerencia para ella: La paciencia es una gran virtud y esto se confirma cuando se trata de perder peso. Ya está enterada de que quema sus calorías más despacio por no ser del mismo tamaño que un hombre. Sin embargo, otro factor que posiblemente esté retrasando su pérdida de peso es que tal vez no sea la primera vez que intenta hacerlo. El 28 por ciento de las mujeres estadounidenses se someten a su primera dieta a los 17 años de edad o incluso desde antes.

"Existen ciertas pruebas que confirman que entre más se pone a dieta una persona, más se defiende el cuerpo contra lo que percibe como el peligro de morir de hambre", dice el Dr. Callaway. Cuando alguien que está acostumbrado a ponerse a dieta frecuentemente reduce su consumo de comida, su cuerpo se prepara para enfrentar el peligro de morirse de hambre. Al parecer las células se niegan a soltar la energía que ya tienen reservada y se esfuerzan por absorber toda la que puedan encontrar. Debido a este proceso se vuelve más difícil bajar de peso y más fácil volver a subir. Sin embargo, es posible romper con este ciclo si persigue pretensiones más realistas, o sea, si no trata de perder más de media o una libra por semana (250-448 g).

No permita que la pérdida de peso de su compañero la desanime, así que no haga comparaciones. Si no lo puede evitar, entonces compare el porcentaje del peso inicial que cada uno de ustedes ha bajado.

Él se muere por un pedazo de carne
Ella se muere por un dulce

¿No sería fabuloso que cuando le entrara un antojo irresistible, éste fuera de manzanas o de zanahorias? No es muy probable. Hace poco se hicieron dos estudios, uno con mujeres y hombres obesos y el otro con personas de peso normal. Ambos mostraron que a los hombres se les antoja más la carne y los quesos, mientras que las mujeres prefieren los dulces y los postres. Son alimentos muy diferentes, pero tienen algo en común: su contenido de grasa, grasa y más grasa.

La sugerencia para él: Antes que nada, cambie la carne molida de res por carne molida de pechuga de pavo o de pollo. Ahorrará mucha grasa. Una porción de tres onzas (84 g) de carne molida de pavo contiene aproximadamente 8 gramos de grasa. La misma cantidad de carne molida de res tiene unos 13 gramos.

Y si come carne de res, por lo menos córtele la grasa visible. Un estudio demostró que los hombres están menos dispuestos que las mujeres a cortar la grasa visible de la carne que comen, pero en realidad no es nada del otro mundo. Sólo tardará unos segundos y los beneficios para su salud y alimentación son enormes.

La sugerencia para ella: Diversos estudios indican que el síndrome premenstrual con frecuencia viene acompañado por un fuerte antojo de chocolate. Su mejor defensa contra la tentación de comerlo es decidir desde antes lo que va a hacer al respecto, recomienda el Dr. Thomas A. Wadden, director del programa para las afecciones del peso y de la alimentación de la Universidad de Pensilvania en Filadelfia.

Una posibilidad es que se asigne cierta cantidad de chocolate para los dos o tres días en que se le antoja demasiado. Si le cuesta mucho trabajo limitarse a la cantidad establecida, no tenga chocolate en la casa y simplemente salga a comprar una porción cuando se le antoje, sugiere el especialista.

Él sube de peso con sus amigos
Ella sube de peso sola

El Dr. Morton Shaevitz, un especialista en el control de peso, ha observado que los hombres suelen comer de más cuando se encuentran en reuniones sociales, mientras que las mujeres lo hacen cuando están solas. A los hombres se les insiste para que coman mucho porque muchos consideran que tener mucho apetito es un rasgo deseable para ellos.

Muchas mujeres, por el contrario, comen menos en público para lucir más femeninas, dice el Dr. Shaevitz. Esta costumbre las beneficia cuando salen a comer, pero lo que hacen en su casa es harina de otro costal.

Además, en comparación con los hombres, es dos veces más probable que una mujer coma un postre especial para premiarse en un día ajetreado o que picotee bocaditos aquí y allá mientras que prepara la comida.

La sugerencia para él: No deje de hablar. "Trate de ver la presencia de las personas como el acontecimiento principal de la noche, no la comida", recomienda el Dr. Shaevitz. Si se concentra en la gente en lugar de la comida, descubrirá que es posible respetar tanto su programa para perder peso como las exigencias de su vida social. Lo más probable es que la gente recuerde su encanto personal, no la cantidad de comida que comió.

Sin embargo, siempre habrá una ocasión en que lo presionen demasiado para que coma mucho. En este caso llene su plato hasta el borde, pero sustituya una parte del platillo principal por alimentos con menos calorías. Por ejemplo, sírvase dos papas al horno y muchos vegetales o más pan.

La sugerencia para ella: Consiéntase un poco. Y luego póngase a preparar la cena.

Si tiene demasiadas cosas qué hacer, no se ponga a pensar en cómo le gustaría contar con un tiempito para usted misma. Simplemente dedíquese ese tiempito y ya. Unos cuantos minutos fuera de la cocina la animarán más que un helado de chocolate. "Quince minutos dedicados a usted misma, ya sea para salir a caminar por la noche, leer un libro o ver algo en la televisión, le servirán más que ponerse a comer", dice el Dr. Wadden.

Cuando sea inevitable acercarse a la comida —sobre todo cuando la tenga que preparar para su familia—, recuerde que una probadita de esto y otra de aquello se le van a acumular en la cintura. Otra forma de evitar las tentaciones es servirles a sus hijos meriendas ya preparadas o empacadas en envolturas individuales y así habrá menos probaditas.

Él hace ejercicios para aumentar de tamaño Ella, para todo lo contrario

El ejercicio es esencial para ambos sexos si quieren bajar de peso. Sin embargo, cuando finalmente deciden hacerlo, él suele optar por las pesas mientras que ella prefiere los aeróbicos, dice el Dr. Shaevitz. Ambas cosas son buenas para empezar, pero tanto el hombre como la mujer mejorarían sus posibilidades de perder peso si también se dieran una vuelta por el otro lado del gimnasio.

La sugerencia para él: Haga ejercicios aeróbicos. Son excelentes no sólo para hacer desaparecer la grasa sino también para prevenir las enfermedades cardiovasculares.

Y, a pesar de lo que se imagine, hacer ejercicios aeróbicos no necesariamente significa ponerse mallas de colores y tomar clases con música tres veces por semana. Simplemente significa moverse. De acuerdo con un estudio de más de 18,000 personas que estaban tratando de bajar de peso, su actividad física preferida era caminar. Los beneficios son evidentes. Todas las personas de más de 40 años que caminaban regularmente pesaban menos que los que querían perder peso sin hacer ningún ejercicio. Si elige caminar como ejercicio, empiece con media milla (800 m) por sesión y trate de aumentar la distancia en otra media milla cada semana.

La sugerencia para ella: Use las pesas de su marido. Bastan tres sesiones semanales con pesas para acelerar el metabolismo y aumentar su fuerza y su porcentaje muscular (la llamada "masa corporal no adiposa"). Sin embargo, éste no es el único beneficio que obtendrá. Al parecer los ejercicios con pesas también sirven para prevenir la osteoporosis.

"La fuerza de una mujer puede aumentar muchísimo aunque el tamaño de sus músculos cambie muy poco", explica el Dr. Sydney Lou Bonnick, profesor e investigador del Centro de Investigación para la Salud de la Mujer de la Universidad Femenina de Tejas en Denton. El

Dr. Bonnick ha diseñado programas de ejercicios especiales para las mujeres que acuden a su clínica. "Por lo tanto, no hay motivo para temer un cambio desfavorable en su apariencia física por culpa de las pesas. Lo que tiende a suceder es que se adelgazan las caderas y los muslos. Se reduce la cantidad de grasa acumulada en estas partes y de esta manera se compensa el aumento en el tamaño del músculo. En conjunto usted no aumenta de tamaño y se ve mucho mejor."

Según el Dr. Bonnick, las mujeres que empiezan a levantar pesas por lo general ya no las vuelven a dejar. "En cuanto se dan cuenta de cómo ha mejorado su apariencia física, cuesta trabajo sacarlas del gimnasio."

A él le gusta competir
Ella prefiere trabajar en conjunto

"Los hombres se proponen perder peso como si se tratara de un deporte de competencia", dice el Dr. Wadden. "Cuando uno pone a dos grupos de hombres, A y B, a competir entre sí para ver quién pierde más peso, siempre se entregan completamente a esta tarea."

Las mujeres, por el contrario, se ayudan mutuamente a alcanzar sus metas. Una mujer es capaz de servirle a otra de animadora personal, de brindarle apoyo anímico y de ayudarle con recetas saludables. "Las mujeres son más dadas a ayudarse", indica él.

La sugerencia para él: Haga una apuesta. Aproveche su naturaleza competitiva juntándose con un amigo para fijar una meta común relacionada con la pérdida de peso. Luego compare sus resultados una vez por semana.

Lo mejor es encontrar una apuesta que fomente hábitos alimenticios sanos. Averigüe quién es capaz de cumplir con el propósito de la semana, como reducir el consumo de grasa o tomar menos refrescos (sodas) con azúcar. De esta manera estará poniendo el énfasis en adquirir hábitos nuevos y saludables y no caerá en conductas equivocadas que tal vez le permitan bajar de peso más rápido, pero que no le ayudarán a mantener el peso una vez que lo haya logrado.

La sugerencia para ella: Encuentre a una amiga que también quiera ponerse a dieta. Aparten tiempo para intercambiar técnicas, recetas y trucos de cocina. Lo mejor sería que salieran a caminar mientras platican de todo ello. Aprovechen su naturaleza cooperativa cocinando juntas. También pueden repartirse el trabajo de encontrar los alimentos más bajos en grasa en la tienda de comestibles. Si las compras impulsivas son su perdición, intercambie las listas del supermercado con su amiga.

GUÍA PARA COMER BIEN CUANDO COMA AFUERA

La experiencia de ir a un restaurante y abrir la carta puede ser un placer o una tortura. Por una parte, el placer está en disfrutar de una deliciosa (y sana) comida (sin tener que prepararla ni preocuparse por los trastes) en un ambiente relajado y en compañía de los amigos. Por otra parte, puede ser una tortura por no poder resistirse a una serie de platillos grasosos que terminan por echar a perder su nueva alimentación sana y dejarlo lleno de remordimientos y sin ganas de seguir comiendo bien.

Si le da miedo comer fuera de casa, vamos a decirle una cosa: usted no es el único. Cuando estamos en casa, con nuestra comida baja en grasa, nuestro programa de alimentación sana, libros de cocina y la pesa (báscula), estamos bien. Pero cuando llegamos a un restaurante, ya sea un elegante restaurante francés o uno de comida rápida, entonces cambia la cosa. Al entrar, ya sentimos que todos nuestros esfuerzos por comer bien están en peligro de echarse a perder en una sola sentada.

No tiene por qué ser así.

Definitivamente es posible controlar su alimentación aunque no esté cocinando. Además, es muy agradable comer en restaurantes y no tiene por qué negarse este placer, que forma una parte importante de la vida. De hecho, son cada vez más las personas que comen fuera de casa. La Asociación Nacional de Restaurantes informó que en 1991 todos los habitantes estadounidenses de ocho años para arriba comían fuera de casa un promedio de 198 veces al año. Es posible que usted no salga a comer con tanta frecuencia, pero si quisiera, lo podría hacer sin perjudicar en lo más mínimo sus intenciones de bajar de peso.

Son cada vez más las personas que piden platillos bajos en grasa y en calorías cuando salen a comer, y los propietarios de muchos restaurantes están dispuestos a hacer todo lo posible por cumplir con esta demanda. Muchos de ellos han agregado este tipo de platos a sus menús. Por eso es cada vez mayor el número de restaurantes que ofrecen platillos especiales preparados con menos grasa saturada y azúcar y más frutas y vegetales, justo lo que necesitamos para cuidar tanto la salud de nuestros corazones como nuestras figuras. Son particularmente comunes en los restaurantes cuyos clientes son en su mayoría hombres y mujeres de

ALIMENTO PARA EL CEREBRO

Todo mundo pasa por esto alguna vez en esos largos días de trabajo, y seguramente usted también: está usted trabajando en la oficina y de repente lo asalta el hambre. El reloj marca las 11:30 A.M. y no ha comido nada desde que desayunó a las 6:45. Falta una hora para salir a comer y usted tiene ganas de llenar el huecazo en su estómago con lo que sea, hasta con la goma del lápiz. Sin embargo, las *donuts* del carrito del café se le antojan mucho más.

Ahora ve por qué nunca se debe esperar demasiado tiempo entre comidas o meriendas saludables. "El cerebro obtiene su energía de la glucosa; sus reservas se agotan en unas cinco horas y esto impide el buen funcionamiento del cerebro", explica la dietista certificada y nutrióloga Evelyn Tribole. Cuando esto sucede, se empieza a sentir un hambre tan intensa que dan ganas de comer cualquier cosa.

Es muy conveniente siempre comer bien a mediodía en el trabajo, sugiere Tribole. Lleve comida de su casa si tiende a enfrascarse tanto en sus ocupaciones que se le olvida salir a comer algo, dice la dietista. También es importante tener siempre a la mano algo nutritivo que le ayude a pasar el día, como cajitas de pasas, tortitas de arroz o pequeños frascos de jugo de tomate. Así, cuando necesite recuperar energías en el trabajo, no tendrá que buscar más lejos que en su lonchera o en el cajón de su escritorio.

negocios, porque ellos comen fuera de casa mucho más que la mayoría de nosotros.

No obstante, algunos lugares son mejores que otros cuando se trata de cuidar la figura. "En términos generales", dice Aliza Green, actual asesora de restaurantes en Filadelfia, "si alguien quiere perder peso le recomiendo que evite los restaurantes de comida estadounidense tradicional o 'típica' (*home-style*), la cocina francesa clásica, cuyos platillos son bastante sustanciosos, y los restaurantes de tipo 'continental', que por lo común

(continúa en la página 118)

CÓMO ESCOGER LO MEJOR DE LO MEJOR

Si usted tiene un poco de cuidado a la hora de escoger lo que va a comer en un restaurante, podrá disfrutar de casi cualquier tipo de cocina aunque esté tratando de bajar de peso (o de mantener un peso estable). Esta tabla le dará una buena idea acerca de cómo se puede ahorrar mucha grasa y calorías simplemente al seleccionar ciertos platos en favor de otros menos saludables. Así que no se preocupe: definitivamente es posible comer más en su restaurante favorito y *también* bajar de peso.

En lugar de . . .	**Pida . . .**
Cocina estadounidense	
Sándwich (emparedado) de tocino, lechuga y tomate (335 cal/16 g de grasa)	Sándwich de ensalada de langosta (270 cal/11 g de grasa)
Ensalada del *chef* sin aliño (aderezo), 1½ tazas (260 cal/15 g de grasa)	Ensalada verde sin aliño, 1 ½ tazas (50 cal/2 g de grasa)
Bistec de *sirloin*, 8 onzas (224 g) (523 cal/27 g de grasa)	Bistec tipo Nueva York magro, 8 onzas (478 cal/22 g de grasa)
Cocina china	
Pollo *kung pao* (490 cal/25 g de grasa)	Pollo frito al estilo asiático con vegetales (245 cal/14 g de grasa)
Carne de puerco *moo shu* (630 cal/38 g de grasa)	Carne de res frita al estilo asiático con pimiento (ají) verde (290 cal/11 g de grasa)
Pasta suave frita en la sartén (680 cal/36 g de grasa)	Camarón tipo *chow mein* (240 cal/5 g de grasa)
Comida rápida	
Hamburguesa doble con queso y tocino de *Burger King* (510 cal/38 g de grasa)	Hamburguesa sencilla de *Burger King* (260 cal/10 g de grasa)

En lugar de . . .	Pida . . .
McNuggets de pollo de *McDonald's*, 6 trozos (270 cal/15 g de grasa)	Ensalada de pollo de *McDonald's* (150 cal/4 g de grasa)
Pizza *Super Supreme* de *Pizza Hut*, 1 rebanada (276 cal/10 g de grasa)	Pizza *Veggie Lover's* de *Pizza Hut*, 1 rebanada (192 cal/8 g de grasa)

Cocina francesa

Crème brûlée, 4 onzas (112 g) (325 cal/25 g de grasa)	Suflé de naranja, 4 onzas (155 cal/8 g de grasa)
Pato *à l'orange*, ¼ pato (835 cal/69 g de grasa)	Codorniz con glaseado de naranja rellena de arroz silvestre (*wild rice*), 1 codorniz (560 cal/ 26 g de grasa)
Ternera *cordon bleu*, 4 onzas (122 g) (440 cal/27 g de grasa)	Pollo *divan*, 6 onzas (168 g) (385 cal/18 g de grasa)

Cocina italiana

Cannoli (530 cal/35 g de grasa)	*Zabaglione*, 4 onzas (120 cal/4 g de grasa)
Pasta con salsa de crema y *prosciutto*, 12 onzas (336 g) (906 cal/18 g de grasa)	Pasta con tomate, ajo y albahaca fresca, 12 onzas (520 cal/11 g de grasa)

Cocina mexicana

Burrito de carne de res con crema agria (431 cal/21 g de grasa)	Burrito de pollo con tortilla de 6" (15 cm) (334 cal/12 g de grasa)
Pollo chimichanga (605 cal/35 g de grasa)	Fajitas de pollo (190 cal/8 g de grasa)
Frijoles (habichuelas) rojos con carne de puerco, 3 onzas (84 g) (320 cal/19 g de grasa)	Frijoles refritos, ½ taza (130 cal/2 g de grasa)

manejan salsas cremosas y pesadas y grandes cantidades de almidones y carnes".

¿Cuáles son las opciones? Green recomienda restaurantes de tipo étnico, como la comida tailandesa, china, italiana, mediterránea, griega, turca, del norte de África y otras semejantes. "La mayoría de los restaurantes étnicos sirven muchos más vegetales y cereales así como salsas más ligeras. Entre más auténtico el restaurante, mejor." Sin embargo, "hay que tener cuidado de todas maneras", advierte Green. "El *fettuccine* Alfredo, por ejemplo, que contiene muchísima crema y mantequilla, es el platillo que más se pide en algunos restaurantes italianos. Por otra parte, si revisa la carta con cuidado seguramente podrá encontrar algún pescado o un *antipasto* de pimiento asado, así como un pan tan rico que no le tendrá que poner mantequilla."

Ciertas palabras claves por lo común meten en problemas a las personas que quieren cuidar su alimentación, dice el Dr. Myron Winick, exdirector del Instituto para la Nutrición Humana de la Universidad de Columbia en la ciudad de Nueva York. Por lo tanto, la próxima vez que revise la carta en un restaurante, evite todos los platillos que incluyan los siguientes términos:

- **Buttery, buttered** o **butter sauce**, o sea, mantecoso, untado con mantequilla o salsa de mantequilla

- **Sautéed, fried, pan-fried, breaded, glazed** o **crispy**, o sea, sofrito (salteado), frito, frito en la sartén, empanado (empanizado), glaseado o crujiente

- **Creamy, creamed, in cream sauce** o **in its own gravy**, o sea, con crema, cremoso, con salsa de crema o en su propia salsa

- **Marinated, stewed, basted** o **casserole**, o sea, adobado (remojado), guisado (estofado), bañado (rociado) o cacerola (guiso)

Sin embargo, no se nos vaya a espantar con el tamaño de esta lista. Quedan muchas cosas que no ponen en peligro su alimentación. Simplemente busque las siguientes palabras en la descripción de los platillos en la carta de su restaurante favorito.

- **Pickled**, o sea, en escabeche

- **Steamed**, o sea, al vapor

- **Poached**, o sea, cocido a fuego lento

- *In broth* o *in its own juice*, o sea, en consomé o en su propio jugo
- *Garden fresh*, o sea, fresco del huerto
- *Roasted*, o sea, asado
- *Stir-fried*, o sea, frito y revuelto constantemente al estilo asiático
- *Broiled*, o sea, asado al horno
- *Grilled*, o sea, asado a la parrilla

Todavía hay muchos trucos más que podrá aprovechar cuando coma fuera de casa.

Exija exactamente lo que usted quiere. No tenga miedo de pedir que le preparen sus alimentos de alguna manera especial. Mucha gente lo hace, porque cada vez son más los que se preocupan por tener una alimentación que le haga igual de bien a su salud y a su figura. De hecho, la Asociación Nacional de Restaurantes realizó una encuesta sobre este tema entre dueños de restaurantes. Nueve de cada diez entrevistados dijeron estar más que dispuestos a servir algún platillo con la salsa o el aliño (aderezo) en un plato aparte, si los clientes lo pedían así, o también de utilizar aceite vegetal o margarina en lugar de grasas saturadas como mantequilla, manteca o manteca vegetal.

Ocho de diez de estos dueños complacientes de restaurantes agregaron que con mucho gusto estarían dispuestos a preparar el pollo o el pescado al horno o asado al horno (*broiled*) en lugar de frito. A usted le corresponde pedirlo.

Juegue el juego de las compensaciones. "Cuando sepa que va a cenar en un buen restaurante, abra un 'margen' de calorías comiendo un poco menos que lo acostumbrado a la hora del desayuno y del almuerzo", sugiere Carole Livingston, autora de *I'll Never Be Fat Again* (Nunca volveré a estar gorda). Livingston perdió 40 libras (18 kg) hace 20 años y no volvió a subir de peso, a pesar de que pertenece a la Sociedad del Vino y del Buen Comer y de que ha comido en cientos de restaurantes excelentes alrededor del mundo. Si usted se prepara con una "margen" de calorías, puede salir a comer los alimentos que le encantan sin necesidad de sentirse culpable.

Cuídese de las barras de ensaladas. Las barras de ensaladas también parecen inofensivas para una persona que quiere bajar de peso. Sin embargo, hay que tener mucho cuidado. Si llena su plato con grandes cucharadas de aliños (aderezos) cremosos altos en grasa, puñados de crutones o trocitos de tocino, o si escoge ensaladas de papa o de macarrones nadando en mayonesa, su almuerzo "ligero" se convertirá en una pesadilla en lo que a las calorías se refiere.

Coma porciones razonables. El hecho de que va a pagar por el platillo no lo obliga a limpiar su plato. "Los restaurantes sirven porciones 'unisexo' que suelen ser demasiado abundantes para la mayoría de las mujeres", señala Green. Pida una bolsita para las sobras y lléveselas a casa para otra comida.

Rechace la mantequilla. Si hay pan y mantequilla en la mesa, pida a sus amigos que lo pongan lo más lejos posible de usted. Lo mejor sería que el mesero se lo lleve.

Pida dos por uno. Para variar, pida dos entremeses bajos en grasa en lugar de un plato fuerte. Muchas personas lo hacen. No se sienta obligado a cumplir con el orden de los alimentos sugerido por la carta. Arme su propio menú. Es perfectamente aceptable comer un poco de una cosa y otro poco de otra.

Pida más información. La carta sólo confunde a algunas personas. Si le pasa así, le conviene más no hacerle caso. Si usted lleva cierto tiempo cuidando su alimentación, sabe muy bien qué es lo que puede comer y qué no. Pida detalles acerca de los platos especiales. Aunque un restaurante no tenga exactamente lo que usted quiere, la vasta mayoría están dispuestos a servir carne de ave o pescado al horno (*baked*) o asado al horno (*broiled*), un plato sencillo de pasta, vegetales al vapor y fruta de postre. Tenga siempre presente que la función de la carta es tentarlo, pero que a usted le toca decidir qué quiere comer.

Sacie su sed. Si toma mucha agua durante la comida o cena, comerá menos. Pida una botella de agua mineral o una jarra de agua para toda la mesa.

Pida el postre justo. Aquí le va la pregunta del millón en lo que se refiere a la comida de restaurante: "¿Qué hay de postre?" Claro, siempre puede pedir fruta fresca o sorbete. No obstante, si se le antoja algo más audaz, pruebe un suflé caliente de fruta (*hot fruit soufflé*), cuyos ingredientes principales son fruta fresca y clara de huevo. Por otra parte, si simplemente no puede vivir sin el chocolate, disfrútelo sin que se le cuele en la cintura: tan sólo tiene que pedir una porción para todos en la mesa y compartirlo. Una cucharada o dos le quitarán el antojo sin que se salga de su programa de alimentación sana.

Suéltese la cuerda de vez en cuando. Por regla general, comer fuera de casa no significa dejar de ser prudente en lo que se refiere a la alimentación. No obstante, todo el mundo, incluyendo a las personas que están tratando de bajar de peso, tiene derecho a pedir exactamente lo que quiere en un restaurante de vez en cuando. Si usted va a celebrar sus 25 años de casado o la graduación de su hijo de la universidad, acepte ese trozo de torta (bizcocho) de chocolate o esa segunda copa de champaña. No por eso estará tirando todos sus esfuerzos a la basura. Lo importante es que no se le olvide por completo su intención de perder peso y que vuelva a su plan de alimentación de inmediato. En este caso, podrá permitirse un "pecado" ocasional en un restaurante.

SITUACIONES ESPECIALES

La familia es una de las cosas más importantes en esta vida, y nada resulta más agradable que reunirnos en bodas, cumpleaños, quinceañeras y durante los días de fiesta como Navidad y Año Nuevo. Sin embargo, junto con lo bueno de esas fiestas —la música, los regalos, el simpático Tío Pepe con sus chistes— hay lo malo, aunque se disfraza de bueno.

Hablamos, por su supuesto, de la comida. Por una parte, disfrutamos en grande de nuestros platillos típicos con su sabor sin igual, como el lechón asado, el mofongo, el mangú, el pozole, congrí, chiles rellenos, taquitos, tamales y . . . bueno, vamos a dejarlo ahí, antes de nos entre unos fuertes antojos por comida alta en grasa. (Y si ya los siente, hágase las cuatro preguntas claves en "Alíviese esos antojos!" en la página 82.) Por otra parte, veamos las feas consecuencias de nuestras comidas en nuestras cinturas y caderas, sin mencionar las asentaderas. Desafortunadamente, éste es un problema muy común. De acuerdo con una encuesta llevada a cabo por el periódico *USA Today*, en los Estados Unidos el 43 por ciento de los adultos suben unas 6 libras (3 kg) entre el Día de Acción de Gracias y el Año Nuevo.

En realidad es lógico que tanta gente suba de peso durante las fiestas y las vacaciones. Y si estamos observando un programa de alimentación y ejercicio para bajar de peso, tendemos a olvidarlo durante las situaciones especiales, las cuales parecen perfectas para tomarnos unas vacacioncitas también de nuestros nuevos regímenes alimenticios.

Para muchas personas, perder peso casi es un castigo. Con una actitud así es obvio que las vacaciones y los días festivos se convierten en el pretexto ideal para echar la precaución por la borda y permitirse el placer de comer, sin pensar ni en las calorías ni en las consecuencias.

Sin embargo, también hay otras razones por las cuales se come más en ocasiones especiales. Es natural que cuando alguien ahorra mucho dinero para irse de vacaciones a algún lugar muy especial, por ejemplo, esté decidido a aprovechar todo lo que ese lugar le pueda ofrecer, incluyendo la comida. Por lo tanto, muchas personas comen hasta quedar satisfechos y luego siguen comiendo. Desafortunadamente, cuando pagamos por una vacación en un crucero o en un sitio de recreo popular, toda una variedad de comidas deliciosas está incluida en el precio. Por lo tanto, el tragón interior que vive en muchos de nosotros sale a relucir. "¡Pagué por esta comida y me la voy a comer toda!" es lo que comúnmente pensamos. Otra creencia típica es la siguiente: "Todo el mundo sube de peso durante las vacaciones. ¿Por qué habría yo de ser diferente?"

Cómo comer bien
sin renunciarse al placer

Tal vez ya llegó el momento de empezar a ser diferente de los demás, sobre todo si en el pasado ha subido y bajado de peso una y otra vez. No le vamos a pedir que se prive de nada. Lo importante es que empiece a pensar en los días festivos, las ocasiones especiales y en las vacaciones como tiempos de diversión en los que por casualidad la comida es más rica y está disponible en mayores cantidades. Puede darse algunos gustos y divertirse al parejo de los demás, siempre y cuando tome la decisión de antemano de limitarse a cantidades razonables.

Guíese por su plan de alimentación saludable de siempre y agregue, en cantidades moderadas, las cosas que le resulten irresistibles: media rebanada de pastel de chocolate a la hora del postre o un cóctel con todo y sombrillita (pero no tres) antes de cenar o dos costillitas asadas a la barbacoa acompañadas por una ensalada verde en una parrillada. Muchas veces una sola probadita de los alimentos "prohibidos" basta para producir lo que los expertos en alimentación llaman "satisfacción de boca", sin echar a perder su programa para bajar de peso. Así, podrá regresar a casa con la impresión de haber vivido una noche o una semana realmente especial, pero sin perjudicar su figura.

Acuérdese, por otra parte, de que las vacaciones y las reuniones familiares son también ocasiones perfectas para hacer más ejercicio que de costumbre. ¿Quién no quisiera meterse a nadar a un lago de aguas cristalinas, jugar voleibol en una playa bellísima o golf en un campo de campeonato?

En vez de levantarse tarde todas las mañanas, salga a caminar a paso ligero por las montañas, la playa o por las afueras donde usted esté antes de desayunar. Disfrutará del ejercicio y también del nuevo paisaje. Si ha tomado un cariño especial a sus ejercicios con pesas, quizás quisiera aprovechar el gimnasio de su hotel, ya sea que disponga de la tecnología más avanzada o sólo de unas pesas sencillas y una bicicleta fija. Son ya tantos los hoteles que ofrecen alguna clase de gimnasio, por muy modesto que éste sea, que hasta sería difícil encontrar uno que no la ofrezca.

Aunque sus vacaciones se limiten a un fin de semana con los amigos o la familia, de todas maneras hay muchas maneras divertidas de quemar calorías. Trate de organizar a todos para salir a correr por la mañana con el perro o a la playa, o bien para caminar a paso ligero después de cenar.

Estamos describiendo la situación ideal, desde luego: alguien que durante el crucero o la reunión familiar sigue con su alimentación razonable y hace mucho ejercicio. No obstante, ¿qué pasa si abandona su plan de alimentación por completo? (En algún momento tendrá que enfrentar la pesa/báscula, pero prefiere no pensar en eso hasta que llegue el momento de la verdad.) Para sobrevivir a este tipo de comilonas sin perder por completo su motivación para bajar de peso, lo mejor es aceptar que faltó un poco a sus intenciones y luego continuar con su nuevo estilo de vida saludable y bajo en grasa como si nada hubiera pasado.

Vuelva de inmediato a su programa de alimentación sana y ejercicios, sin preocuparse por contar los días que han pasado desde que lo dejó. Si comió demasiado durante las vacaciones de Navidad y Año Nuevo, aproveche el mes de enero para hacer una limpieza general de la casa: lave las ventanas, limpie los pisos, revise los clósets. Además de empezar bien el año, estará quemando muchas de esas calorías de más.

Si se excedió, lo más importante es no castigarse a sí mismo. No tiene ningún caso regañarse por lo que comió ni por haber dejado de hacer ejercicio. "El sentimiento de culpa no sirve para motivar a nadie", dice la dietista certificada Kathleen Zelman de Atlanta, Georgia.

10 RAZONES PRINCIPALES POR LAS CUALES FRACASAMOS

Hace algún tiempo que usted decidió bajar de peso y está siguiendo todas las indicaciones al pie de la letra. Ha evitado en lo posible los alimentos llenos de grasa. Su cocina está repleta de frutas y vegetales frescos, de panes y cereales integrales. Está haciendo ejercicios con mayor constancia que desde hace mucho tiempo. Entonces, ¿por qué esas libras o kilos de más no quieren desaparecer de una vez? Es como para volverse loco. Está haciendo todo lo posible, pero los resultados son muy pobres en vista de tanto esfuerzo.

Su problema puede tener varias explicaciones. Sólo es cuestión de entender qué está pasando y de hacer unos cuantos cambios sencillos. Revise esta lista e identifique los puntos que se apliquen a su caso. Haga los ajustes necesarios y en cosa de nada empezará a notar la diferencia en la pesa (báscula) y en el espejo.

1. Demasiada rigidez. "Muchas personas creen que tienen el éxito asegurado si siguen su plan de alimentación al pie de la letra, pero en realidad es más importante ser flexible que demasiado rígido", indica la dietista certificada Judy E. Marshel de Great Neck, Nueva York. Digamos que de repente se cerró su restaurante favorito, en el que siempre le servían deliciosos alimentos bajos en grasa, y ahora tiene que ir a otros lugares desconocidos, pero le da miedo ajustar su menú. En una situación así es fácil pensar: "Bueno, si no puedo comer lo que yo tenía pensado, voy a comer lo que sea." Y otra vez empieza a subir de peso, por lo que luego tendrá que bajar nuevamente, en un ciclo interminable, explica Marshel.

Siempre va a haber sorpresas en su vida. Por lo tanto, acostúmbrese de una vez a la idea de tener que adaptarse y también de ajustar su alimentación. Un inesperado cambio de planes no tiene por qué ser el principio del fin de su programa para bajar de peso.

2. Muy poca comida. Es difícil complacer su metabolismo. Si usted come demasiado, no alcanza a quemar todas las calorías y sube de peso. Si come muy poco, por el contrario, su metabolismo baja a la velocidad de una tortuga porque su cuerpo teme morirse de hambre y quiere conservar las calorías a como dé lugar. Por lo tanto, usted no baja de peso o sólo muy poco.

Diversos estudios han demostrado que las dietas basadas en una reducción extrema de calorías no sirven a largo plazo y muchas veces ni siquiera a corto plazo. Actualmente, todos los expertos en alimentación están de acuerdo en que es igualmente importante comer los alimentos "correctos" (fruta, vegetales, cereales) en cantidades suficientes y reducir la cantidad de alimentos "equivocados" (grasas, azúcar, alcohol). "Si no consume suficientes calorías", advierte Marshel, "es posible que le cueste mucho trabajo perder peso o que incluso deje de perder peso aunque esté siguiendo un plan de alimentación con este fin".

3. _Antojos no satisfechos._ "Para que usted pierda peso", dice la Dra. Ronna Kabatznick, especialista en el control del peso, "es necesario que se dé ciertas satisfacciones, las cuales puede obtener comiendo las cosas que lo hagan sentir bien. Si se las niega, tendrá la impresión de estarse privando psicológica y físicamente. En algún momento ya no podrá resistirse y comerá el alimento que desea en grandes cantidades, o bien empezará a comer mucho de otro alimento, aunque en realidad no se le antoje tanto".

Si no puede vivir sin el chocolate, por ejemplo, calme su antojo con una paleta congelada de chocolate sin grasa o con un batido (licuado) de chocolate bajo en grasa. Tampoco le va a hacer daño comer media barra de chocolate muy de vez en cuando. Consienta sus antojos de vez en cuando en pequeñas cantidades y hasta se le hará más fácil comer con prudencia el resto del tiempo.

4. _Cambios en las necesidades de su cuerpo._ Al envejecer es natural que el cuerpo requiera menos energía (y menos calorías) para mantener un mismo peso. Lo que haya funcionado antes para ayudarle a bajar de peso posiblemente ya no sea tan eficaz conforme pasen los años. Prepárese, por lo tanto, para reducir sus calorías un poco o hacer más ejercicio.

5. _Metas no realistas._ "Muchas personas tienen esperanzas muy grandes con respecto a lo que sucederá cuando adelgacen. Sufren una gran decepción cuando les falta muy poco para lograr ese cuerpo delgado y se dan cuenta de que sus fantasías no se van a cumplir", explica Kabatznick. Por lo general empiezan a comer de más de vez en cuando, sin darse cuenta en realidad, o dejan de hacer ejercicios poco a poco. Por lo tanto, las libras de más simplemente no se desaparecen.

"Hay que ser realista", sugiere Kabatznick. "Perder peso significa estar más delgado y tener un estilo de vida más sano, pero no va a cambiar nuestra forma de ser."

6. Estados de ánimo difíciles. "Cuando estoy triste, a veces empiezo a comer mal y llego a excederme en algo que no debería, como helado", admite Marie Simmons, columnista sindicada que escribe sobre temas culinarios. Tarde o temprano su estado de ánimo se va a reflejar en su apetito si usted lo permite. Si de repente se da cuenta de que está comiendo cada vez más de pie ante el refrigerador abierto, analice su estado de ánimo y trate de encontrar una forma de mejorar las cosas sin recurrir a la comida.

7. Perderse en la botella. Si revisa la etiqueta de esa botella de cerveza *light* que está tomando, va a ver que dice "cero grasa". Sin embargo, de todas maneras no es buena idea tomarla. Un estudio descubrió que el alcohol puede afectar la capacidad del cuerpo para quemar grasa. Quizá por eso les sale pancita a las personas que toman más de dos tragos al día. Otras investigaciones indican que tomar alcohol junto con la comida induce a comer más.

"He observado que cuando un hombre que está a dieta deja de beber, le resulta más fácil controlar lo que come, además de que puede comer mucho más", dice el Dr. Morton H. Shaevitz, Ph.D, un especialista en el control del peso.

8. La combinación de grasa y azúcar. Habrá momentos en que usted tenga un antojo especial y ganas de darse ese gusto. No es problema, siempre y cuando no lo haga todo el tiempo y sólo en cantidades razonables. Lo que sí debe evitar lo más posible son alimentos como una torta de queso o cualquier otra combinación de grasa y azúcar. Cuando la grasa y el azúcar se juntan, lo único que les interesa es hacer crecer su pancita. Esto funciona de la siguiente manera: cuando el azúcar llega al torrente sanguíneo, el cuerpo lo inunda a su vez con insulina. La insulina hace que las células de grasa se abran de par en par. Por lo tanto, la grasa de la torta de queso (o del helado, de la barra de chocolate o de lo que sea) encuentra inmediatamente un lugarcito donde quedarse . . . y acumularse. Así que insistimos: si no puede evitar la grasa, por lo menos trate de no juntarla con el azúcar.

9. Bajar la guardia. Un cambio en su entorno o en su rutina diaria puede dificultar su pérdida de peso. A veces el cambio es pequeño y a veces grande, muy evidente o más bien sutil. ¿Se acaba de abrir una nueva panadería y pastelería justo en el camino de ida y vuelta a su trabajo? ¿Se mudó usted a otra ciudad en la que todavía no conoce a nadie que lo pueda apoyar en su intención de bajar de peso? ¿No ha podido cumplir con su programa rutinario de ejercicios debido a una lesión o a algún otro problema pasajero de salud?

Es posible que sin darse cuenta esté consumiendo más calorías (o no quemando las que antes quemaba). Preste atención a sus actividades cotidianas y analícelas. La causa tal vez se encuentre en algo no relacionado directamente con la comida. En cuanto lo descubra y corrija, bajará de peso más rápido otra vez.

10. Comer para darle gusto a otra persona. "Anda, ¡pruébalo! ¡Está rico!" Por cada vez que usted logre decir no, es posible que haya dos o tres en que simplemente no pueda resistirse. Tal vez esté decidido a comer sólo cuando usted lo determine, pero hay que tener mucha voluntad para rechazar uno de los *brownies* que su hija acaba de preparar y que le ofrece con tanto orgullo o para negarse una y otra vez a acompañar a su marido con un pedazo de pizza y unas cervezas después del cine. Este peligro se encuentra en todas partes. No es que estas personas no quieran verlo delgado; simplemente no entienden que estos alimentos pueden echar a perder su programa para bajar de peso. Por el bien de su peso, figura y salud aprenda a decir no, amablemente pero con firmeza.

CÓMO ESTAR EN FORMA PARA SIEMPRE

Luisa bajó 29 libras (13 kg) y está feliz como una lombriz. Tiene más energía que nunca, se ve muy bien con faldas cortas y sigue recibiendo cumplidos ocasionales, a pesar de que ya lleva siete meses bajando de peso poco a poco. Incluso su esposo le lanza un piropo de vez en cuando.

No cabe duda que Luisa está feliz, pero también tiene un poco de miedo. No es la primera vez que haya bajado de peso, y en todas las ocasiones anteriores volvió a subir hasta más de lo que había perdido. (Tal vez esto le suene conocido.) En estos momentos se siente muy motivada para continuar con su alimentación y ejercicios, pero ¿podrá seguir así?

El desafío máximo

Luisa tiene buena razón para estar preocupada. Cualquier persona que haya pasado por varias dietas se lo confirmará. Es fácil bajar de peso. Lo difícil es conservar el peso que uno quiere tener. En primer lugar, una vez que pasa la primera emoción, inevitablemente hay que volver a la realidad.

"Al principio son muchas las cosas que ayudan a mantener la motivación, como los cumplidos que uno recibe al bajar de peso", dice la Dra. Susan Zelitch Yanovski, experta en obesidad del Instituto Nacional para la Diabetes y las Enfermedades Digestivas y Renales en Bethesda, Maryland. "No obstante, conforme pasa el tiempo, la gente deja de mencionar lo bien que se ve uno. Tal vez haya que enfrentar momentos de estrés en el trabajo o problemas familiares, todas esas cosas que suceden diariamente. Cuesta mucho trabajo seguir igual de motivado durante toda la vida si no se recurre a algún tipo de apoyo."

"Lo que funciona hoy no necesariamente funcione mañana tampoco", agrega la Dra. Joyce D. Nash, psicóloga clínica de la bahía de San Francisco y especialista en el control del peso. "Tanto nuestro estado de salud como nuestro metabolismo cambian. Además, todo el tiempo tenemos que adaptarnos a lo que sucede en nuestras vidas, como dejar la casa para ir a la universidad —lo cual hace subir de peso sobre todo a las mujeres—, tener un hijo, divorciarnos o llegar a la menopausia. Los cambios en nuestras vidas pueden afectar nuestro peso, de modo que tenemos que ajustarnos constantemente a lo que ocurre a nuestro alrededor."

Técnicas para asegurar el éxito

Supongamos que usted ya va bastante adelantado en lo que se refiere a la primera meta, la de perder peso. Esto significa que cada vez se está acercando más el momento en que tendrá que enfrentar el segundo objetivo, el de mantener su nuevo peso. Por lo tanto, es el momento preciso para decirle lo siguiente: conservar su peso ideal sin duda va a ser un reto, pero no es una misión imposible. Usted mismo debe conocer personas que han sido capaces de bajar de peso y de quedarse así, y también lo podrá hacer.

La clave para mantener su peso es que usted se comprometa totalmente con su decisión de cambiar su estilo de vida y estar más delgado. Todos decimos que lo queremos y la mayoría tenemos la voluntad suficiente para perder el peso que nos sobra. No obstante, a menos que estemos dispuestos a cambiar de manera permanente los hábitos y las actitudes que nos hicieron engordar para empezar, lo más probable es que esas libras regresen otra vez, poco a poco.

Sin duda va a ser difícil a veces, ¡pero usted lo puede lograr! Simplemente siga estos pasos y disfrutará de un cuerpo esbelto para siempre.

Sea realista en lo que se refiere a su peso ideal. Hay varios factores que pueden convertir la tarea de alcanzar y mantener su peso ideal en una lucha constante: si usted se aferra a la idea de mantener un peso muy bajo para su estatura y complexión, si todas las personas en su familia tienden a subir de peso o si tiene más de 50 años y lleva bastante tiempo con sobrepeso. Tenga estos factores en mente al establecer su meta en cuanto al peso que desea conservar.

"Una vez que establezca un peso sano que le parezca aceptable, tendrá su peso ideal", dice la Dra. Nash. "Sin embargo, no fije una cifra única sino cierto margen. En mi caso, por ejemplo, el margen sano es de 128 a 140 libras (de 57 a 63 kg). Si logra mantenerse dentro de un margen adecuado, evitará subir de peso en exceso. Y cualquier aumento de peso, dentro del margen establecido no es un exceso."

Ponga la alarma de las tres libras. Nunca volverá a subir demasiado de peso si utiliza lo que la Dra. Nash llama "la alarma de las tres libras (1.5 kg)". En cuanto observe que ha rebasado en esta cantidad el límite superior de su margen, entre en acción de inmediato. Otra medida muy útil es la siguiente: si exagera con la comida en alguna ocasión, como al salir a comer fuera de casa, por ejemplo, compénselo de inmediato reduciendo un poco su comida y haciendo más ejercicio.

"De esta manera", dice la Dra. Nash, "nuestro mecanismo de autorregulación está funcionando todo el tiempo. Lo que hay que evitar a como dé lugar es despertarnos un día para descubrir que hemos rebasado nuestro peso ideal en 40 libras (18 kg).”

Comprométase consigo mismo. Prométase a sí mismo (¡y que sea en serio!) que esta vez va a ser la última en que tenga que bajar de peso. Quizá le sirva ponerlo por escrito en forma de una especie de contrato consigo mismo, en el que puede anotar el peso que desea mantener y los beneficios de salud que pretende obtener de esta manera. Su contrato puede incluir cláusulas como la siguiente: “Si como demasiado hoy en el banquete de la oficina, voy a andar en bicicleta 60 minutos más esta semana.” Sin embargo, no siempre tienen que ser afirmaciones negativas; también puede premiarse por algo bien hecho: “Si cumplo con mi programa de pesas durante cuatro semanas, voy a comprarme un nuevo CD.”

Lea su contrato cada vez que se sienta menos motivado a cumplir con su programa de alimentación sana.

Siga con los ejercicios. Probablemente usted ya sea mucho más activo que antes de empezar a bajar de peso. Si escogió actividades que le gustan, no le costará nada de trabajo continuar con sus sesiones regulares de aeróbicos.

Trate de realizar por lo menos tres sesiones de 30 minutos por semana. Aumente esta cantidad si empieza a notar que otra vez está subiendo de peso poco a poco. En cuanto empiece a aburrirse de correr, subir escaleras o lo que sea, busque algo nuevo. No se le olvide tampoco continuar sus ejercicios con pesas dos veces a la semana.

“Es posible aprovechar el ejercicio de manera específica para evitar subir de peso nuevamente”, indica un informe escrito por los doctores Brownell y Carlos M. Grilo sobre la importancia del ejercicio para bajar de peso. “En primer lugar, es una excelente medida de prevención hacer ejercicios en momentos vulnerables, como los fines de semana solitarios o temporadas de mucho estrés. En segundo lugar, probablemente obtenga buenos resultados si utiliza el ejercicio en las situaciones que lo tientan a comer más. Si está solo y aburrido en casa y se le antoja la comida chatarra que tiene en la alacena, mejor salga a caminar. Así no comerá de más, sentirá menos tentación, quemará calorías y adquirirá más confianza en sí mismo. En tercer lugar, hacer ejercicios después de una situación de tentación, sin importar que haya comido de más o no, también le ayudará a mantener su peso.”

Pensándolo bien, ¡son muchas ventajas las de una simple vuelta al parque!

Apúntelo. “Muchas personas ya no cumplen con su programa de alimentación y ejercicios de la misma manera una vez que han bajado de peso. Cometen una faltita, luego otra más. Y finalmente es posible que se

BAJAR DE PESO PARA SIEMPRE: ¿CUÁL ES EL SECRETO?

Algunas personas se deshacen de las libras para siempre, aparentemente con facilidad, mientras que otros parecen condenados a luchar toda su vida para conservar su peso ideal. ¿Cuál es la diferencia entre ambos?

"Mis investigaciones me han permitido estudiar las diferencias entre las personas que conservan su peso sin problemas y los que en algún momento vuelven a subir. He descubierto dos diferencias importantes en la forma de pensar de los primeros", explica la Dra. Joyce D. Nash, psicóloga clínica de la bahía de San Francisco y especialista en el control del peso. "En primer lugar, siguen prestando atención a lo que hacen. No dejan que se encargue su subconsciente ni ponen el piloto automático." Por lo tanto, estas personas se dan cuenta del momento justo en el que su cuerpo ya no soporta otro bocado de pasta o en que les hace falta caminar.

"Las personas que no conservan su peso tienden a negar la realidad. Dicen, por ejemplo: 'No me va a hacer daño comer esto una sola vez', o usan otros pretextos", dice la Dra. Nash. "Por esto, hacen cosas que con el tiempo los llevan a subir de peso nuevamente."

Las personas que conservan su peso siempre tienen presentes una serie de principios que les permiten orientarse, indica la Dra. Nash. "Hace falta tener principios que faciliten la toma de decisiones en los momentos difíciles, como 'Yo no como eso' o 'Quiero evitar un exceso de calorías de grasa'. El tipo particular de dieta o plan de alimentación que una persona esté observando por lo general define las reglas. Esta estrategia cambia el foco de atención de los alimentos en sí a una estructura superior de valores."

Los valores superiores que usted establezca para sí mismo en relación con la alimentación le servirán tanto para recordar sus metas como para no desviarse del camino.

les olvide el programa por completo", dice la dietista certificada Judy E. Marshel de Great Neck, Nueva York. "Ya se acostumbraron a tener un cuerpo más esbelto, que al principio parecía tan novedoso y emocionante. No les parece que valga la pena esforzarse por mantenerlo delgado con ejercicios y una alimentación prudente."

Una manera muy fácil de recuperar esa motivación es seguir con el hábito de apuntar lo que come y hace. No deje de llevar el diario de la alimentación que le ayudó a cambiar su forma de comer. Le servirá mucho. Le será más fácil seguir al pendiente de su programa para estar en buena forma física si anota que comió esa barra de yogur congelado casi sin darse cuenta mientras veía la tele o que no fue a la clase de aeróbicos porque le dio gripe la semana pasada.

Anímese usted mismo. Ya señalamos que muchas veces las libras regresan rápidamente una vez que se deja de recibir los cumplidos del principio. Según Marshel, "es posible acostumbrarse a los cumplidos que se reciben mientras se está bajando de peso. Una vez que se logra el peso ideal, ya no habrá más cumplidos. Si alguien no cuenta con una fuerte dirección interior, o sea, si no es capaz de motivarse a sí mismo sin esperar presiones o influencias externas, le costará más trabajo evitar subir de peso otra vez ahora que ya no recibe ese apoyo externo."

El truco está en convertirse en su propia animadora (porrista). Haga memoria de todos los cambios positivos que hizo en su vida para llegar al peso en el que ahora se encuentra. ¡Ha realizado una gran hazaña! Refuerce su ego sacando de vez en cuando las fotos de cómo se veía antes. Dese un regalito cada mes que logre mantenerse a no más de dos o tres libras (de 1 a 1.5 kg) de su peso ideal. ¡Lo merece!

Desarrolle técnicas especiales para enfrentar el estrés. Seguramente se siente muy bien ahora que por fin ha alcanzado el peso que quería o que se encuentra muy cerca de lograrlo. Sin embargo, hay que aceptar la realidad: no siempre va a sentirse tan bien. Llegará el día en que se pelee usted con su esposa o marido, en que su hijo adolescente tenga un accidente con su carro nuevo o en que su jefe critique su trabajo. Será muy fuerte la tentación de consolar con una bolsa grande de hojuelas de papa, pero podrá evitarlo si decide de antemano cómo enfrentar esos momentos de mal humor.

Siempre hay una forma de manejar los inevitables ratos de enojo, estrés, tristeza o aburrimiento en el momento en que se presenten sin recurrir a la comida. Haga una lista de actividades agradables, ya sea mentalmente o por escrito. Puede incluir cosas como salir a caminar, hablar por teléfono con un amigo, trabajar en algún pasatiempo o darse un largo y aromático baño de tina. Escoja alguna de estas alternativas y evite la comida.

Prepárese para las ocasiones especiales. No siempre se encontrará en una situación tan fácil de controlar como su propia cocina. No hay que olvidar que la vida está llena de restaurantes, vacaciones y otros momentos placenteros. Según la Dra. Nash, "todas las ocasiones sociales son difíciles en lo que se refiere al control del peso. Muchas veces tendemos a decir: '¡Qué diablos! Por una vez no va a pasar nada.'"

También en este caso es posible anticiparse a los problemas con un poco de planeación. Si sabe que se acercan ocasiones especiales en los que va a comer más que de costumbre, prepárese reduciendo un poco lo que come antes y después y propóngase comer con moderación en la fiesta o el restaurante.

Perdónese si falla. Hay que enfrentar una verdad simple: todos somos humanos y nos encanta comer. Por lo tanto, no siempre podrá controlar perfectamente su alimentación ni su peso. No se angustie si sufre una pequeña recaída, ni siquiera si ésta es mayor. Si vuelve a subir unas cuantas libras —y todo mundo lo hace tarde o temprano, por mucho cuidado que tenga— no se ponga furioso consigo mismo. No significa que sus esfuerzos no hayan servido para nada. Por el contrario, póngase a pensar en todo lo que ha logrado. Logró bajar de peso una vez y lo conseguirá de nuevo. Concéntrese en lo que es importante, vuelva a sus buenos hábitos y esas libras de más no tardarán en desaparecer de nuevo.

Acuérdese de las razones por las que decidió bajar de peso. Ahora que ha alcanzado su peso ideal, su objetivo ya no es perder peso sino mantener un *estilo de vida* saludable. La recompensa no va a ser inmediata. Mantener su peso es tarea para toda la vida.

De acuerdo con Marshel, "cuando se trata de mantener el peso, ya no se obtiene la recompensa psicológica de subirse a la pesa (báscula) todas las semanas y encontrarse con un número más bajo. Ahora el objetivo es que este número sea siempre el mismo, y a muchas personas no les da el mismo gusto". A final de cuentas, usted mismo tiene que pensar en las razones por las que vale la pena seguir esforzándose. Una razón sería, por ejemplo, la de saber cada mañana que su ropa le va a quedar.

Por otra parte, usted acaba de dedicar varias semanas o incluso meses de su vida a un programa diseñado para mejorar su apariencia física, su salud y su autoestima . . . para ser más feliz. Todos estos logros son muy importantes. ¿No le parece que justifican el esfuerzo de conservarlos para siempre?

CÓMO HABLAR CONSIGO MISMO

No se preocupe si escucha vocecitas que lo instan a comer. No significa que se esté volviendo loco. Sin embargo, lo que sí pueden hacer esas vocecitas es llevarlo a olvidar su intención de perder peso.

Las cosas que usted se dice a sí mismo tanto mientras baja de peso como cuando ya alcanza su meta pueden influir mucho en su éxito a largo plazo. Por lo menos esto es lo que dice la Dra. Joyce D. Nash, psicóloga clínica de la bahía de San Francisco y especialista en el control del peso. No se quede callado. Para evitar que esas voces interiores echen a perder sus logros, contésteles. Siempre que se dé cuenta de que está menospreciando sus propios esfuerzos, tenga lista la respuesta justa.

Le mostraremos cómo funciona este sistema.

"Estoy subiendo de peso otra vez. ¿Para qué me esfuerzo tanto? Mejor me rindo y ya."
"No, tengo que repensar mis estrategias y hacer los ajustes necesarios. Si sigo tomando decisiones saludables, sé que voy a perder peso."

"Estoy destinado a la gordura."
"Los genes no me condenan a un destino inevitable. Aunque todos tienen sobrepeso en mi familia, puedo minimizar esta tendencia mediante un estilo de vida saludable."

"Podría perder peso si no fuera por mi trabajo (hijo, etc.)."
"Mi trabajo (o mi hijo) me exige mucho, pero simplemente tengo que encontrar una mejor manera de manejar la situación."

"Merezco darme un gusto de vez en cuando."
"Sí merezco darme un gusto de vez en cuando, pero no tiene que ser comida. ¿Qué tal un baño de burbujas o un largo paseo por el bosque?"

"No es justo que los demás puedan comer lo que quieran y yo no."
"Tengo que tomar en cuenta las exigencias de mi metabolismo y mis propias necesidades, sin importar lo que hagan los demás. No es justo para mi cuerpo tomar decisiones que perjudican mi salud."

"Voy a empezar mañana."
"El único momento que tengo es éste. Nadie sabe qué pueda pasar mañana. Si no empiezo ahora mismo, mañana tal vez será muy tarde."

TERCERA PARTE

**RECETAS PARA LLEGAR
A SU PESO IDEAL**

CÓMO COCINAR PARA ADELGAZAR

Bienvenido al maravilloso mundo de la comida sana, que le dará un cuerpo esbelto, energía y satisfacción. Ya no hay que sacrificar su paladar con tal de cuidar su peso. La comida baja en grasa de hoy es fácil de preparar y tiene mucho sabor. Estas recetas para desayunar, almorzar y cenar, además de unos ricos postres, le servirán como introducción.

DESAYUNO

AVENA DE ARCE Y ALMENDRAS

La avena es una excelente opción para el desayuno de las personas que quieren cuidar su peso. Esta receta convierte este alimento sencillo en un manjar.

3	tazas de agua
1⅓	tazas de copos de avena
¼	taza de dátiles picados muy finos
2	cucharadas de almendra molida
2	cucharadas de miel
1	plátano amarillo (guineo, banana) grande, picado en rodajas finas
1–2	tazas de leche descremada

1. Ponga el agua, la avena, los dátiles, la almendra molida y la miel a hervir en una cacerola de ¼ de galón (946 ml) de capacidad. Hierva a fuego lento durante 5 minutos o hasta que la avena esté espesa.

2. Sirva con plátano y leche.

Para 4 porciones

POR PORCIÓN:

calorías	**229**
grasa total	**3.3 g**
fibra dietética	**2.9 g**
colesterol	**1 mg**
sodio	**39 mg**

FRITTATA DE PAPA Y CEBOLLA

La frittata *es la versión italiana del* omelette. *La diferencia está en que los ingredientes del relleno se mezclan con los huevos crudos en la sartén en lugar de agregarse cuando estos ya están cocidos. Esta* frittata *baja en grasa y en calorías es rica como desayuno, pero también se puede servir a la hora del brunch, del almuerzo o como plato fuerte para la cena.*

2	papas blancas peladas, partidas a la mitad a lo largo y picadas en diagonal en rodajas finas
1	cebolla, picada en rodajas finas
1	cucharada de aceite de oliva
1½	tazas de sustituto de huevo sin grasa
¼	cucharadita de *curry* en polvo
¼	cucharadita de jengibre molido

1. Ponga las rodajas de papa a cocinar al vapor durante 5 minutos o hasta que estén suaves.

2. Ponga a fuego mediano una sartén grande que pueda meterse al horno y sofría (saltee) la cebolla en el aceite durante 5 minutos o hasta que esté transparente.

3. Bata el sustituto de huevo, el *curry* y el jengibre a mano en un tazón (recipiente) mediano.

4. Agregue la papa a la sartén con la cebolla. Vierta el huevo encima y cocine a fuego mediano durante 5 minutos.

5. Pase la sartén al horno y ase durante 5 minutos en el asador del horno (*broiler*) a 6" (15 cm) de la fuente de calor hasta que la *frittata* esté dorada y sus orillas se inflen.

Para 4 porciones

POR PORCIÓN:	
calorías	**145**
grasa total	**3.5 g**
fibra dietética	**2.2 g**
colesterol	**0 mg**
sodio	**127 mg**

TORREJAS CON FRUTA

*Por lo común se piensa que las torrejas (*French toast*) tienen muchísima grasa, pero no necesariamente es así. La grasa se reduce un poco si se preparan con sustituto de huevo y leche descremada, y un poco más si se fríen en una sartén antiadherente. El plato se vuelve más ligero todavía si se sirve con almíbar (sirope) y fruta en lugar de mantequilla.*

¾ taza de sustituto de huevo sin grasa

½ taza de leche descremada

½ cucharadita de canela molida

½ cucharadita de vainilla

8 rebanadas de pan italiano

2 tazas de frambuesas u otras moras (bayas)

¼ taza de sirope de arce (*maple*)

1. Bata el sustituto de huevo, la leche, la canela y la vainilla a mano en un tazón (recipiente) grande y no muy hondo. Moje las rebanadas de pan una por una en la leche batida, volteándolas para cubrir por ambos lados.

2. Rocíe una sartén o plancha antiadherente grande con aceite antiadherente en aerosol. Caliéntela a fuego mediano. Acomode las rebanadas de pan para que quepan en una sola capa sobre la sartén o la plancha y dórelas por ambos lados. (Mantenga las torrejas preparadas calientes en el horno a 150°F/65°C hasta que todas estén listas.)

3. Sirva con frambuesas y rociado con sirope.

Para 4 porciones

POR PORCIÓN:	
calorías	**282**
grasa total	**0.4 g**
fibra dietética	**4.4 g**
colesterol	**1 mg**
sodio	**383 mg**

CÓCTEL DE FRUTAS

Si usted es de las personas que nunca tienen hambre por la mañana, intente desayunar una mezcla de frutas como ésta. Las proteínas del yogur y del queso ricotta le quitarán el hambre hasta la hora del almuerzo.

1   taza de queso *ricotta* sin grasa

¾   taza de yogur de vainilla sin grasa

1   cantaloup (melón chino) pequeño

2   melocotones (duraznos) sin hueso, picados en rodajas finas

½   taza de fresas picadas en rodajas

½   taza de arándanos azules

2   cucharadas de semilla de girasol tostada

    Ramitas de menta (hierbabuena)

1. Muela el queso *ricotta* muy bien en un procesador de alimentos o licuadora (batidora).

2. Pase a un tazón (recipiente) pequeño. Agregue el yogur y mezcle.

3. Parta el cantaloup a la mitad y quite la semilla. Corte en pedazos a lo largo, quite la cáscara y pique la fruta en trozos. Ponga en un tazón mediano. Agregue las rodajas de melocotón y de fresa y mezcle. Agregue el queso molido e incorpore suavemente.

4. Reparta entre 4 platos para cereal. Espolvoree con los arándanos y las semillas de girasol.

5. Adorne con las ramitas de menta.

Para 4 porciones

POR PORCIÓN:	
calorías	**190**
grasa total	**2.8 g**
fibra dietética	**3 g**
colesterol	**1 mg**
sodio	**110 mg**

ALMUERZO

SOPA DE FRIJOLES NEGROS

Esta sopa de frijoles (habichuelas) negros tiene muy poca grasa y le gana hasta al hambre más fuerte. Llévesela a trabajar en un termo o recaliente un plato en el horno de microondas.

2 cebollas medianas, picadas muy finas

2 cucharaditas de aceite de oliva

4 tazas de caldo de pollo sin grasa

2 latas (de 16 onzas/448 g cada una) de frijoles negros, lavados y escurridos

1 taza de tomate picado

2 dientes de ajo, picados en trocitos

2 hojas de laurel

1 cucharadita de comino molido

2 tazas de arroz cocido

2 cucharadas de vinagre balsámico o de vino tinto

1. Sofría (saltee) la cebolla a fuego mediano en el aceite durante 10 minutos, en una olla de un galón de capacidad, hasta que dore levemente. Agregue el caldo, los frijoles, el tomate, el ajo, las hojas de laurel y el comino. Deje que rompa a hervir a fuego mediano-alto. Tape, baje el fuego a mediano y cocine a fuego lento durante 20 minutos.

2. Con un aplastador de papas o el dorso de una cuchara de madera, aplaste algunos frijoles levemente. Agregue el arroz y el vinagre y mezcle. Cocine a fuego lento durante 5 minutos más. Saque y tire las hojas de laurel.

Para 8 porciones

POR PORCIÓN:	
calorías	**229**
grasa total	**3.3 g**
fibra dietética	**2.9 g**
colesterol	**1 mg**
sodio	**39 mg**

ENSALADA DE FRIJOLES COLORADOS Y GARBANZOS

Los frijoles (habichuelas) de lata contienen muchísima fibra, la cual ayuda a satisfacer el apetito. Esta ensalada combina dos legumbres diferentes con diversos vegetales y un poco de aliño (aderezo) comercial sin grasa. Puede prepararla por la noche para llevársela a trabajar al día siguiente.

1   taza de frijoles colorados de lata, lavados y escurridos

1   taza de garbanzos de lata, lavados y escurridos

1   pimiento (ají, pimiento morrón) rojo dulce, picado

1   taza de zanahorias picadas en rodajas finas

½   taza de apio picado en rodajas finas

3   cebollines (cebollinos), picados

½   taza de aliño (aderezo) estilo italiano sin grasa

¼   cucharadita de chile en polvo

2   tazas de espinaca fresca picada en tiras

1   taza de tomates pequeños partidos a la mitad

1. Mezcle los frijoles, los garbanzos, el pimiento, la zanahoria, el apio y el cebollín bien en un tazón (recipiente) grande. Agregue el aliño y el chile en polvo y mezcle.

2. Cubra 4 platos individuales con la espinaca. Reparta encima la ensalada. Acomode las mitades de tomate alrededor de la ensalada.

Para 4 porciones

POR PORCIÓN:	
calorías	**166**
grasa total	**1.7 g**
fibra dietética	**6 g**
colesterol	**0 mg**
sodio	**335 mg**

ENSALADA DE POLLO A LA MENTA

Esta ensalada ligera para almorzar demuestra que la combinación de pollo y fruta es deliciosa. Las hierbas con que se mezcla la mayonesa sin grasa condimentan el aliño (aderezo) y complementan la fruta baja en calorías que da un toque especial a este plato, además de encargarse de saciar su hambre.

2	tazas de pechuga de pollo cocida y picada
1	taza de piña (ananá) fresca picada en cubitos o de piña de lata en trocitos, escurrida
1	taza de uvas sin semilla
¼	taza de menta (hierbabuena) picada en trocitos
2	cucharadas de perejil fresco picado en trocitos
½	taza de mayonesa sin grasa
1	cucharada de jugo de limón o de limón verde (lima)
	Lechuga colorada
2	kiwis, partidos a la mitad a lo largo y picados en diagonal en rodajas finas

1. Mezcle el pollo, la piña, las uvas, la menta y el perejil bien en un tazón (recipiente) grande. Agregue la mayonesa y el jugo de limón o de limón verde y mezcle.

2. Cubra 4 platos individuales con hojas de lechuga. Reparta encima la ensalada. Acomode las rodajas de kiwi alrededor de la ensalada.

Para 4 porciones

POR PORCIÓN:	
calorías	**221**
grasa total	**3.8 g**
fibra dietética	**2.3 g**
colesterol	**59 mg**
sodio	**440 mg**

CENA

PLATIJA CON BRÓCOLI AL LIMÓN

Este plato fuerte es sencillo, elegante y delicioso. La platija siempre es una buena opción para las personas que quieren cuidar su figura. Es baja en grasa y su delicado sabor convence a todo mundo, incluso a las personas que por lo general no cuentan al pescado entre sus alimentos preferidos.

2   tallos grandes de brócoli

    La cáscara rallada y el jugo de 1 limón

4   filetes de platija (4–6 onzas/112–168 g cada uno)

2   cucharadas de harina sin blanquear

¾   taza de leche descremada evaporada

½   taza de queso *Cheddar* bajo en grasa rallado

    Pimentón (paprika)

2   tazas de pasta *Bulgur* cocida caliente

1. Corte las cabezuelas del brócoli de sus tallos y sepáralas. Cocine al vapor durante unos 5 minutos. Pase a un colador y deje enfriar bajo el chorro de agua fría. Sacuda el exceso de agua. Póngalas en un tazón (recipiente) mediano y mezcle con la cáscara y el jugo de limón.

2. Rocíe una fuente para hornear de 8" × 8" (20 cm × 20 cm) con aceite antiadherente en aerosol. Corte cada filete de platija a la mitad horizontalmente. Acomode 4 pedazos de pescado en el fondo de la fuente. Reparta el brócoli encima en una capa uniforme. Cubra con los filetes restantes.

3. Ponga la harina en una cacerola de ¼ de galón de capacidad. Agregue la leche poco a poco hasta obtener una mezcla uniforme. Sin dejar de batir, cocine a fuego mediano durante 5 minutos o hasta que se espese. Quite del fuego, agregue el queso y mezcle.

4. Vierta la salsa de queso sobre los filetes. Espolvoree muy levemente con el pimentón. Hornee a 350°F (178°C) durante 25 minutos, hasta que el pescado esté bien cocido. Sirva con la pasta.

Para 4 porciones

POR PORCIÓN:	
calorías	**308**
grasa total	**5 g**
fibra dietética	**6.3 g**
colesterol	**67 mg**
sodio	**248 mg**

CHULETAS DE CERDO CON ALBARICOQUES

Aunque usted no lo crea, la alimentación baja en grasa hasta le permite comer carne de cerdo. Lo importante es escoger un corte magro, como lomo (pork loin), y cortarle toda la grasa visible antes de prepararlo. Esta receta también queda muy bien con filete de cerdo (tenderloin).

4 chuletas de cerdo (unas 4 onzas/112 g cada una), a las que se ha cortado toda la grasa visible

1 cucharadita de canela molida

½ cucharadita de pimienta negra molida

1 cebolla, picada horizontalmente en finas rodajas separadas en aros

1 cucharada de jengibre fresco rallado

1 pizca de nuez moscada rallada

¾ taza de jugo de manzana

½ taza de albaricoques frescos, picados en trozos grandes

2 tazas de pasta *Bulgur* cocida caliente

1 cucharada de almendras picadas en rodajas

1. Espolvoree las chuletas de cerdo con canela y pimienta por ambos lados. Frote la carne con las especias.

2. Ponga la cebolla, el jengibre y la nuez moscada a cocinar con 2 cucharadas de jugo de manzana en una sartén antiadherente grande a fuego mediano, hasta que la cebolla esté suave y el jugo se haya evaporado. Pase a un plato.

3. Rocíe la sartén con aceite antiadherente en aerosol y ponga a calentar durante 1 minuto. Agregue la carne. Fría durante 3 minutos por cada lado.

4. Regrese la cebolla a la sartén. Agregue los albaricoques y el jugo de manzana restante y baje el fuego a lento. Tape y deje hervir durante 10 minutos, hasta que la carne esté bien cocida y la salsa se espese un poco.

5. Ponga la pasta sobre un platón extendido grande. Acomode encima la carne y la cebolla. Cubra con la salsa y espolvoree con las rodajas de almendra.

Para 4 porciones

POR PORCIÓN:	
calorías	**204**
grasa total	**4.6 g**
fibra dietética	**4.7 g**
colesterol	**23 mg**
sodio	**29 mg**

ALBÓNDIGAS A LA MEXICANA

Estas albóndigas son bajas en grasa y sabrosísimas. La cantidad de calorías y de grasa se mantiene bajo control porque se preparan al horno en lugar de freírlas con aceite. Por cierto, si usted tiene que cuidar su consumo de sodio, fíjese bien en las etiquetas de la salsa y escoja una marca baja en sodio. Si su supermercado no tiene ninguna que le sirva, utilice tomates cocidos condimentados a la mexicana. También puede agregar chiles de lata picados y un poco de chile en polvo a unos tomates cocidos bajos en sodio normales para darle el picante imprescindible a este plato.

12	onzas (336 g) de carne molida de pavo
⅓	taza de harina de maíz
¼	taza de sustituto de huevo sin grasa
1	cucharada de pasta de tomate
1	cucharada de perejil fresco picado en trocitos
½	cucharadita de orégano
1	frasco (16 onzas/480 ml) de salsa medianamente o muy picante
1	taza de agua
½	taza de granos de maíz (elote)
2	tazas de arroz cocido caliente

1. Mezcle la carne molida de pavo, la harina de maíz, el sustituto de huevo, la pasta de tomate, el perejil y el orégano en un tazón (recipiente) mediano. Forme 18 albóndigas pequeñas.

2. Rocíe una bandeja de hornear antiadherente grande o una bandeja de hornear para brazos de gitano con aceite antiadherente en aerosol. Acomode las albóndigas en una sola capa. Hornee a 350°F (178°C) durante 15 minutos o hasta que estén doradas.

3. Mezcle la salsa, el agua y los granos de maíz en una sartén grande. Agregue las albóndigas. Tape y ponga a hervir a fuego mediano durante 10 minutos, hasta que las albóndigas estén bien cocidas. Sirva con arroz.

Para 4 porciones

POR PORCIÓN:	
calorías	**328**
grasa total	**3.2 g**
fibra dietética	**3.3 g**
colesterol	**55 mg**
sodio	**811 mg**

POSTRES

TORTA CON GLASEADO DE LIMÓN

¿Quién dice que no se puede comer tortas cuando hay que cuidar calorías? Esta delicia combina el sabor de lo dulce con el toquecito ácido del limón.

½ taza de harina sin blanquear

½ taza de harina de trigo integral

1 cucharada de germen de trigo tostado

1 cucharadita de polvo de hornear

½ cucharadita de cáscara rallada de limón

¼ cucharadita de canela molida

½ taza de leche descremada

1 clara de huevo levemente batida

1 cucharada de aceite de *canola*

4 cucharadas de miel

1 cucharada de jugo de limón

1. Rocíe un molde de caja de 9" × 5" (23 cm × 13 cm) con aceite antiadherente en aerosol. Deje aparte.

2. Mezcle la harina sin blanquear, la de trigo integral, el germen de trigo, el polvo de hornear, la cáscara de limón y la canela en un tazón (recipiente) mediano.

3. Bata la leche, la clara de huevo, el aceite y 2 cucharadas de miel a mano en un tazón pequeño. Vierta la leche batida sobre la mezcla de la harina y mezcle hasta incorporar todos los ingredientes.

4. Vacíe la masa en el molde ya preparado. Hornee a 350°F (178°C) durante 30 minutos, hasta que la superficie de la torta esté dorada y un palillo de dientes introducido en el centro de la masa salga limpio. Deje enfriar la torta sobre una rejilla de alambre durante 10 minutos.

5. Mezcle las 2 cucharadas restantes de miel y el jugo de limón en una cacerola de ¼ de galón de capacidad. Ponga a calentar hasta que esté tibio. Haga agujeros en la superficie de la torta con un tenedor. Rocíe con la miel. Deje que la torta se enfríe en el molde.

6. Para servir la torta, saque del molde y corte en 9 trozos.

Para 9 porciones

POR PORCIÓN:

calorías	**101**
grasa total	**1.8 g**
fibra dietética	**1.1 g**
colesterol	**0 mg**
sodio	**49 mg**

PALETAS DE MELOCOTÓN

Cuando el hambre llega inesperadamente conviene tener algo saludable esperando en el congelador. Aparte del rico melocotón, también puede preparar estas paletas con otras frutas, como albaricoque, fresa o plátano amarillo (guineo, banana).

3   melocotones (duraznos) medianos, pelados, sin hueso y picados en rodajas (más o menos 1½ tazas)

1   taza de leche descremada

¼   taza de jugo de piña (ananá)

2   cucharaditas de cáscara rallada de limón

1   cucharadita de jugo de limón

1   cucharadita de vainilla

1. Muela el melocotón, la leche, el jugo de piña, la cáscara de limón, el jugo de limón y la vainilla muy bien en un procesador de alimentos o una licuadora (batidora).

Reparta la mezcla entre 4 tazas de papel de 6-8 onzas (180-240 ml) cada una. Tape con papel aluminio y ponga en el congelador hasta que esté parcialmente congelada. Introduzca un palo de paleta de madera en el centro de cada taza y deje congelando durante por lo menos 8 horas.

Para servir, deje las paletas a temperatura ambiente durante 5 minutos. Desprenda el papel con cuidado.

Para 4 porciones

POR PORCIÓN:	
calorías	**62**
grasa total	**0.2 g**
fibra dietética	**1.1 g**
colesterol	**1 mg**
sodio	**32 mg**

TORTA BLANCA ESPONJOSA CON ARÁNDANOS Y SALSA DE FRESA

La torta blanca esponjosa es la mejor para los amantes de los postres que necesitan cuidar su peso, porque no contiene nada de grasa. Dele un toque de elegancia con arándanos y una salsa de fresa y manzana baja en calorías y muy fácil de preparar. ¡Y disfrútela sin sentirse culpable!

3	tazas de fresas picadas en rodajas
⅔	taza de jugo de manzana
1	taza de yogur de vainilla sin grasa
1	torta blanca esponjosa (12 onzas/336 g)
2	tazas de arándanos azules

1. Muela las fresas y el jugo de manzana en un procesador de alimentos o licuadora (batidora).

2. Pase a un tazón (recipiente) mediano e incorpore el yogur.

3. Corte la torta en 12 trozos. Vierta más o menos ½ taza de salsa de fresa sobre cada trozo.

4. Espolvoree con los arándanos.

Para 12 porciones

POR PORCIÓN:	
calorías	**122**
grasa total	**0.3 g**
fibra dietética	**1.6 g**
colesterol	**0 mg**
sodio	**90 mg**

CUARTA PARTE

**TABLAS
ALIMENTICIAS**

ENSÉÑESE A HACER MEJORES ELECCIONES

Cada vez que uno entra al supermercado, se topa con toda una serie de nuevos productos bajos en grasa o sin grasa. Estos productos pueden ayudar mucho a cualquiera que esté tratando de perder peso. El cambio a una versión baja en grasa o sin grasa de cualquier alimento le puede ahorrar entre 1 y 22 gramos de grasa, lo cual equivale a entre 9 y 198 calorías. Sólo hay que aprovechar estos productos bajos en grasa de la mejor manera posible. Si los utiliza para ayudarle a bajar su consumo de grasa en sólo 13 gramos diarios (¡y debería de ser fácil!), podría perder una libra (448 g) de grasa corporal en un mes. ¡Y sin esforzarse siquiera!

Utilice esta tabla para enterarse exactamente de cuántas calorías, grasa y sodio estará ahorrando. Simplemente busque el alimento que quiere comprar y vea la versión marcada con un asterisco (*). Sin embargo, tome en cuenta siempre que incluso las versiones *light* (ligeras) y bajas en grasa de muchos de estos alimentos llegan a contener cantidades considerables de grasa y calorías. Lo importante es ver cómo los alimentos que contienen grasa encajan con el resto de su alimentación.

Es posible encontrar varias marcas de los siguientes productos. Para obtener las indicaciones de esta tabla se sacó el promedio de algunas de ellas. Por lo tanto, siempre revise las etiquetas para averiguar cuál es la cifra precisa en cada caso.

Alimento	Porción	Calorías	Grasa (g)	Sodio (mg)
Aliño (aderezo) para ensalada				
Blue cheese				
Normal	2 cdas	154	16	298
Bajo en grasa	2 cdas	80	1.8	394
Sin grasa*	2 cdas	40	0	280
Estilo italiano				
Normal	2 cdas	45	14.2	390
Light	2 cdas	32	3	236
Sin grasa*	2 cdas	12	0	280

(continúa)

ENSÉÑESE A HACER
MEJORES ELECCIONES —CONTINUACIÓN

Alimento	Porción	Calorías	Grasa (g)	Sodio (mg)
Estilo italiano, cremoso				
Normal	2 cdas	110	12	510
Light	2 cdas	52	14	296
Sin grasa*	2 cdas	50	0	280
Estilo *Ranch*				
Normal	2 cdas	156	17	312
Light	2 cdas	40	2	280
Sin grasa*	2 cdas	32	0	280
Mil islas (*Thousand Island*)				
Normal	2 cdas	110	16.2	310
Light	2 cdas	50	4	240
Sin grasa*	2 cdas	32	0	260
Sopas				
Chícharo (guisante) partido				
Normal	8 onzas (240 ml)	210	5	950
Baja en grasa	8 onzas	160	2	470
Sin grasa*	8 onzas	100	0	95
Crema de hongos (champiñones)				
Normal	8 onzas	100	7	800
Baja en grasa*	8 onzas	60	2	480
Jamón con frijoles (habichuelas)				
Normal	8 onzas	200	3	960
Baja en grasa*	8 onzas	170	2	460
Pollo con fideos				
Normal	8 onzas	130	4	1,150
Baja en grasa*	8 onzas	80	2	470

Alimento	Porción	Calorías	Grasa (g)	Sodio (mg)
Tomate (Jitomate)				
Normal	8 onzas	140	4	730
Baja en grasa*	8 onzas	90	2	460
Vegetales				
Normal	8 onzas	122	3.7	1,010
Baja en grasa	8 onzas	100	1	560
Sin grasa*	8 onzas	60	0	80
Galletas dulces				
Avena con pasas				
Normal	1 galleta	59	2	22
Baja en grasa*	1 galleta	60	1	65
Chocolate chip				
Normal	0.5 onza (14 g)	55	2.5	45
Baja en grasa*	0.5 onza	60	1	85
Sándwich de chocolate o vainilla				
Normal	1 galleta	50	2.3	48
Baja en grasa*	1 galleta	50	1	65
Galletas saladas				
De queso				
Normal	12 (0.5 onza)	75	4	265
Baja en grasa*	18	60	1	160
De trigo				
Normal	5	70	3	135
Sin grasa*	5	50	0	160
Glaseado de vainilla				
Normal	1 onza (28 g)	160	6	30
*Light**	1 onza	130	1	30

(continúa)

ENSÉÑESE A HACER
MEJORES ELECCIONES —CONTINUACIÓN

Alimento	Porción	Calorías	Grasa (g)	Sodio (mg)
Hojuelas de papa (potato chips)				
Normales	1 onza (28 g)	150	10	190
Sin grasa*	1 onza	100	1	160
Hot dogs				
Normales, de carne de res	1	180	16	690
Bajos en grasa, de carne de res	1	50	1	460
Sin grasa* y sin carne	1	40	0	290
Leche				
Normal	8 onzas (240 ml)	150	8	125
Al 2%	8 onzas	120	5	125
Al 1%	8 onzas	110	2	130
Descremada*	8 onzas	90	1	130
Margarina				
Normal	1 cda	90	10	90
Baja en grasa	1 cda	35	4	50
Sin grasa*	1 cda	5	0	90
Mayonesa				
Normal	1 cda	100	12	75
Light	1 cda	50	5	110
Sin grasa*	1 cda	10	0	105
Palomitas (rositas) de maíz, de microondas				
Normales	3 tazas	100	6	170
Bajas en grasa*	3 tazas	60	1	160
Platos fuertes congelados				
Pavo (cena)				
Normal	11.5 onzas (322 g)	340	11	980
Bajo en grasa*	11.5 onzas	280	4	570

Alimento	Porción	Calorías	Grasa (g)	Sodio (mg)
Pizza con pan francés				
Normal	5 onzas (140 g)	350	14	630
Baja en grasa*	5 onzas	300	4	470
Pollo a la *parmigiana*				
Normal	11.5 onzas	400	16	1,050
Bajo en grasa*	11.5 onzas	290	6	340
Postres congelados				
Helado (al 16% de grasa)	½ taza	175	11.9	54
Yogur congelado normal, de chocolate	½ taza	140	4	65
Yogur congelado* sin grasa, todos los sabores	½ taza	100	0	60
Pudín (budín) de chocolate				
Normal	4 onzas (112 g)	160	4	130
Sin grasa*	4 onzas	100	0	170
Queso				
Normal	1 onza (28 g)	90	7	390
Bajo en grasa	1 onza	58	3.5	230
Sin grasa*	1 onza	40	0	260
Queso crema				
Normal	1 onza	100	9.9	90
Light	1 onza	70	6	115
Sin grasa*	1 onza	30	0	180
Queso *ricotta*				
Normal	2 onzas (56 g)	90	7	125
Bajo en grasa	2 onzas	80	5	105
Sin grasa*	2 onzas	40	<1	100

(continúa)

ENSÉÑESE A HACER
MEJORES ELECCIONES —CONTINUACIÓN

Alimento	Porción	Calorías	Grasa (g)	Sodio (mg)
Requesón				
Normal	4 onzas (112 g)	120	5	460
Bajo en grasa	4 onzas	90	1	490
Sin grasa*	4 onzas	80	0	390
Salchicha ahumada				
Normal, de cerdo	2 onzas (56 g)	244	18	no corresponde
Light*	2 onzas	130	11	no corresponde
Salchicha de Bolonia (bologna)				
Normal	3 lonjas	270	24	810
Baja en grasa*	3 lonjas	60	2	590
Salsa para pasta				
Normal	4 onzas	110	5	510
Baja en grasa	4 onzas	40	<1	350
Sin grasa*	4 onzas	45	0	350
Tocino				
Normal	1 lonja	36	3	101
Light*	1 lonja	18	1	140

¡SORPRESA! LOS ALIMENTOS PUEDEN SER ENGAÑOSOS

¡Ahora sí se va a llevar sus buenas sorpresas! Sólo espere a ver cuántas calorías tiene una piña colada o la cantidad de grasa que esconde una berenjena a la parmigiana. Muchos alimentos tienen más calorías o grasa de lo que parece a primera vista.

Sin embargo, no todas las sorpresas tienen que ser desagradables. Es posible que algunos de los alimentos que ha estado evitando en realidad no sean tan malos después de todo.

Alimento	Porción	Calorías	Grasa (g)	% de calorías de grasa
Alimentos sorprendentemente altos en grasa				
Aceitunas verdes	10	45	5.8	100
Aguacate (palta)	1 mediano	306	30	88
Arenque en vinagre	1 onza (28 g)	39	2.7	62
Berenjena a la *parmigiana*, congelada	5.5 onzas (154 g)	293	18.2	56
Burritos de frijoles (habichuelas)	2	448	13.5	27
Caballa (macarela) del Atlántico, cocida con calor seco	3 onzas (84 g)	223	15.1	61
Café instantáneo estilo moca suizo	1 taza	53	2.5	42
Cangrejo de caparazón blando, frito	4.5 onzas (126 g)	334	17.9	48
Cappuccino	1 taza	123	4.7	34
Chop suey	1 taza	300	17.0	51
Chow mein	1 taza	255	10.0	35
Coco seco, tostado	1 onza (28 g)	168	13.4	72
Crema batida, no láctea	2 cdas	22	1.8	74

(continúa)

¡SORPRESA! LOS ALIMENTOS PUEDEN SER ENGAÑOSOS —CONTINUACIÓN

Alimento	Porción	Calorías	Grasa (g)	% de calorías de grasa
Crema *half-and-half*	2 cdas	40	3.4	77
Crema ligera	2 cdas	58	5.8	90
Crema, sustituto no lácteo en polvo	1 cdita	11	0.7	57
Enchiladas con queso	2	638	37.6	53
Ensalada de papa, hecha en casa	½ taza	179	10.3	52
Ensalada para tacos	1.5 tazas	279	14.8	48
Huevo revuelto	1	101	7.5	67
Papa al horno, con salsa de queso y brócoli	1	402	21.4	48
Pasta de pollo para sándwich	2 onzas (56 g)	110	7.4	61
Pato, sin pellejo, asado	3.5 onzas (98 g)	201	11.1	50
Pavo, carne molida de hamburguesa	3 onzas (84 g)	188	11.4	55
Pierna de pollo	3 onzas	181	8.0	40
Piña colada, de lata	6.8 onzas (204 ml)	525	16.9	29
Potpie de pollo, hecho en casa	1	545	31.3	52
Queso parmesano, rallado	1 cda	23	1.5	59
Requesón cremoso	4 onzas (112 g)	117	5.1	39
Rollo primavera de cerdo	3 onzas	165	5.5	30
Salchicha de Bolonia (*bologna*) de pavo	1 lonja (lasca)	70	6.0	77
Salsa blanca, hecha con preparado comercial	¼ de sobre	151	8.4	50
Salchicha de pavo	1	90	6.0	60

Alimento	Porción	Calorías	Grasa (g)	% de calorías de grasa
Salsa holandesa, hecha con preparado comercial	¼ taza	170	18.0	95
Salsa tártara	1 cda	74	8.0	97
Sándwich de pescado, frito	filete de 3.2 onzas (90 g)	211	11.2	48
Sándwich de pollo, frito	1	515	29.5	52
Semillas de calabaza (pepitas), tostadas	1 onza (28 g)	148	12.0	73
Sopa de crema de pollo	1 taza	116	7.4	57
Tofu, crudo y firme	½ taza	183	11.0	54

Alimentos sorprendentemente bajos en grasa

Alimento	Porción	Calorías	Grasa (g)	% de calorías de grasa
Anón (abadejo, eglefino), cocido con calor seco	3 onzas	95	0.8	8
Arroz con leche con pasas	½ taza	193	4.1	19
Bacalao fresco, cocido con calor seco	3 onzas	89	0.7	7
Barra de caramelo	1 onza	106	0	0
Barra de higo	1	60	1.0	15
Bistec *top round* de primera, asado	3.5 onzas (98 g)	169	3.7	20
Camarón, cocido con calor húmedo	3 onzas (84 g)	84	0.9	10
Caramelo de regaliz (orozuz)	1 onza	120	3.0	23
Caramelos de goma (*jelly beans*)	10 grandes	104	0.1	<1
Carne de venado	3.5 onzas	158	3.2	18

(continúa)

¡SORPRESA! LOS ALIMENTOS PUEDEN SER ENGAÑOSOS —CONTINUACIÓN

Alimento	Porción	Calorías	Grasa (g)	% de calorías de grasa
Castañas asadas	3 ó 4 (28 g)	70	0.6	8
Catsup (ketchup)	1 cda	16	0.1	6
Chocolate caliente, hecho con agua con preparado comercial	6 onzas (180 ml)	103	1.1	10
Filete de cerdo (tenderloin)	3.5 onzas (98 g)	166	4.8	26
Galletas de jengibre	5	100	3.0	27
Gelatina sin azúcar	½ taza	8	0	0
Jalea	1 cda	52	0	0
Langosta, cocida con calor húmedo	3 onzas	83	0.5	5
Mermelada/confitura	1 cda	48	0	0
Miel	1 cda	64	0	0
Mostaza amarilla	1 cdita	4	0.2	45
Paleta de dulce	1	22	0	0
Paleta helada	2 onzas (56 g)	42	0	0
Pierna de ternera, asada	3.5 onzas	150	3.4	20
Salsa de barbacoa	1 cda	12	0.3	23
Salsa de soja	¼ taza	38	0	0
Salsa para bistec	1 cda	15	0	0
Salsa picante	3 cdas	25	0	0
Salsa tabasco	½ cdita	0	0	0
Salsa teriyaki	1 cda	15	0	0
Salsa Worcestershire	1 cda	11	0	0
Sirope de arce (maple)	1 cda	52	0	0
Vino blanco	3.5 onzas (105 ml)	70	0	0
Vino rosado	3.5 onzas	73	0	0
Vino tinto	3.5 onzas	74	0	0

MERIENDAS DE 100 CALORÍAS

Cuando se comen meriendas (botanas, refrigerios) altos en grasa y en calorías entre las comidas, no se pierde peso, por mucho que se cuide el resto de la alimentación. Sin embargo, tampoco hay necesidad de aguantar el hambre. La próxima vez que le dé demasiada hambre a media mañana o a medianoche, escoja alguna de las meriendas incluidas en esta tabla. Son casi 100 opciones bajas en grasa y en calorías que le quitarán el hambre sin afectar su figura.

Para obtener las indicaciones de esta tabla, se sacó el promedio del contenido de calorías y de grasa de las marcas disponibles en el mercado. No se olvide de siempre revisar las etiquetas individuales, porque es posible que algunas marcas tengan más (o menos) calorías y grasa de lo que se señala en estos promedios.

Alimento	Porción	Calorías	Grasa (g)	% de calorías de grasa
Albaricoques (chacabanos, damascos)	3 medianos	51	0.4	7
Apio	1 tallo	6	0.1	15
Arándanos azules	1 taza	82	0.6	7
Arándanos agrios (*cranberries*)	1 taza	46	0.2	4
Bagel, sin nada	½	82	0.7	8
Barra de caramelo	1 barra	25	0	0
Barra de fruta	1 barra 0.8 onza (22 g)	81	1.2	13
Barra de fruta y jugo, congelada	1 barra 3 onzas (84 g)	75	0.1	1
Barra de higo	1	53	1.0	17
Batata dulce (camote, *sweet potato*), al horno	1 mediana	59	0.1	2
Brócoli	½ taza	12	0.2	15
Cantaloup (melón chino), picado en cubitos	1 taza	57	0.4	6

(continúa)

MERIENDAS DE 100 CALORÍAS
—CONTINUACIÓN

Alimento	Porción	Calorías	Grasa (g)	% de calorías de grasa
Caqui	1 mediano	32	0.1	3
Carambola	1 mediana	42	0.4	9
Castañas asadas	3 ó 4 1 onza (28 g)	70	0.6	8
Cereal de arroz inflado	1 taza	54	0.1	2
Cereal de salvado	½ taza	60	0.5	8
Cereal de trigo inflado	1 taza	52	0.1	2
Cereal *shredded wheat*	1 trozo	81	0.3	3
Cerezas dulces	10	49	0.7	13
Ciruela	1 mediana	36	0.4	10
Ciruelas pasas, de caja	5	100	0.2	2
Cóctel de fruta en agua	½ taza	40	0.1	2
Coliflor	½ taza	12	0.1	8
Compota de manzana (*applesauce*), sin edulcorantes	½ taza	53	0.1	2
Cornflakes	1 taza	100	0.7	7
Cuscús	½ taza	100	0.2	2
Dulce de jalea	1 onza	100	0	0
Dulces de menta	¼ taza	100	0.6	5
Ensalada de frijoles (habichuelas)	½ taza	90	0.3	3
Ensalada de fruta	½ taza	67	0.1	1
Frambuesas	1 taza	61	0.7	10
Fresas	1 taza	45	0.6	12
Galleta de la suerte	1	15	0	0
Galleta rellena de fruta	1 galleta 0.75 onza (21 g)	80	2.0	23

Alimento	Porción	Calorías	Grasa (g)	% de calorías de grasa
Galletas de animalitos	5	56	1.2	19
Galletas de barquillo de vainilla	3 ½	60	3.2	48
Galletas de centeno	2	45	0.2	4
Galletas de jengibre	2	59	1.2	18
Galletas saladas *saltines*	2	26	0.6	21
Galletitas con sabor a ostión	10	33	1.0	27
Gelatina	½ taza	80	0	0
Granada	½ mediana	52	0.3	5
Guayaba	1 mediana	45	0.5	10
Helado de vainilla de leche descremada	½ taza	92	2.8	27
Higo	1 mediano	37	0.2	5
Kiwi	1 mediano	46	0.3	6
Malvavisco	1 regular	23	0	0
Mandarinas, de lata	½ taza	76	0.1	1
Mango	½ mediano	68	0.3	4
Manzana	1 mediana	81	0.5	6
Melocotón (durazno)	1 mediano	37	0.1	2
Melón tipo *honeydew*, picado en cubitos	1 taza	60	0.2	3
Moras	1 taza	61	0.6	9
Muffin inglés	½	68	0.6	8
Naranja	1 mediana	65	0.2	3
Nectarina	1 mediana	67	0.6	8
Ositos de goma	3	20	0	0
Paleta de dulce	1	22	0	0

(continúa)

MERIENDAS DE 100 CALORÍAS

—CONTINUACIÓN

Alimento	Porción	Calorías	Grasa (g)	% de calorías de grasa
Palitos de pan	2	77	0.6	7
Palomitas (rositas) de maíz, sin condimentos	1 taza	23	0.3	12
Pan integral de trigo, tostado, con 2 cditas de mermelada	1 rebanada	91	1.1	11
Papaya	½ mediana	58	0.2	3
Pasas de Corinto	½ taza	34	0.2	5
Pepinillo	1 mediano	12	0.1	8
Pepino, picado en rodajas	½ taza	7	0.1	13
Pera	1 mediana	98	0.7	6
Pimientos (ajíes, pimientos morrones, picados en rodajas	½ taza	13	0.1	7
Piña (ananá), picada en trozos	1 taza	77	0.7	8
Plátano amarillo (guineo, banana)	½ mediano	53	0.3	5
Pretzels	0.5 onza (14 g)	54	0.5	8
Pudín (budín) de chocolate instantáneo, sin azúcar	½ taza	92	2.7	26

Alimento	Porción	Calorías	Grasa (g)	% de calorías de grasa
Queso, sin grasa	1 onza	40	0	0
Rabanitos	10	7	0.2	26
Remolacha (betabel) en escabeche de lata, picada en rodajas	½ taza	75	0.1	1
Requesón	4 onzas (112 g)	90	1.0	10
Rollito de fruta	0.75 onza (21 g)	73	0.6	7
Salvavidas	1	9	0	0
Sandía, picada en cubitos	1 taza	50	0.7	13
Sopa de pollo con fideos, de lata	1 taza	75	2.5	30
Sopa de vegetales	1 taza	81	1.9	21
Tangerina	1 mediana	37	0.2	5
Toronja (pomelo)	½	37	0.1	2
Tortitas de arroz	2	70	0.5	6
Tostadas *Melba*	2 tostadas	25	0.1	4
Uvas	1 taza	58	0.3	5
Yogur congelado, sin grasa	½ taza	100	0	0
Yogur, sin grasa	3 onzas	75	0	0
Zanahoria	1 mediana	31	0.1	3
Zarzamoras	½ taza	37	0.3	7

Glosario

Cuando se trata de términos culinarios, hay muchas variaciones entre los hispanohablantes. Por eso hemos creado este glosario de los términos principales usados en este libro. Esperamos que les sea útil.

Albaricoque
Una fruta originaria de la China cuyo color está entre un amarillo pálido y un naranja oscuro. Se parece al melocotón, pero es más pequeño y su hueso es suave y de forma oval. Sinónimos: chabacano, damasco. En inglés: *apricot*.

Adobar
Sazonar un alimento con adobo. Sinónimos: marinar, macerar. En inglés, *marinate*.

Adobo
El adobo es un líquido utilizado para sazonar carne de res, de ave o pescado y así aumentarle el sabor. Adobo también se refiere a una mezcla de distintas especias, como ajo en polvo y cebolla en polvo, entre otras. Sinónimos: escabeche, marinado. En inglés: *marinade*.

Ají
Véase **Pimiento**.

Alubias
Véase **Frijoles**.

Alverja
Véase **Chícharos**.

Arveja
Véase **Chícharos**.

Bagel
Panecillo en forma de rosca con un hueco en el centro. Se cocina en agua hirviendo, luego se hornea. Se puede preparar con una gran variedad de sabores y normalmente se sirve con queso crema.

Barquillo
Un tipo de galleta que es muy delgada. En inglés: *wafer*.

Batata dulce
Un tubérculo cuya cáscara y piel tienen el mismo color amarillo-naranja. Sinónimos: boniato, camote. En inglés: *sweet potato* o *yam*.

Bistec
Filete de carne de res sacado de la parte más gruesa del solomillo. Sinónimos: bife, churrasco, biftec. En inglés: *beefsteak* o *steak*.

Cacahuate

Una nuez proveniente de una hierba leguminosa. Sinónimos: maní, cacahuete. En inglés: *peanut*.

Cacerola

Recipiente metálico de forma cilíndrica. Por lo general, no es muy hondo y tiene un mango o unas asas. Sinónimos: cazuela, olla. En inglés: *saucepan*.

Calabacín

Un tipo de calabaza con forma de cilindro un poco curvo y que es un poco más chico en la parte de abajo que en la parte de arriba. Su color varía entre un verde claro a un verde oscuro, y a veces tiene marcas amarillas. Su piel es color hueso y su sabor es ligero y delicado. Sinónimos: calabacita, hoco, zambo, zapallo italiano. En inglés: *zucchini*.

Calabaza

Cualquiera de las frutas de las viñas del genero Cucurbita. El color de su piel es muy variada, desde amarillo a verde. Su piel típicamente es color naranja. Su textura y sabor varía mucho según el especie. Sinónimos: abinca, ahuyama, alcayota, bulé, calabaza de Castilla, chibché, vitoria, zapallo. En inglés: *pumpkin*.

Camote

Véase **Batata dulce**.

Carne tipo fiambre

Se refiere a una lonja (lasca) delgada de carne que se sirve frío y típicamente se come durante el almuerzo en los Estados Unidos en un sándwich (emparedado) o en ensaladas. Las carnes tipo fiambre más comunes son jamón, pechuga de pollo o pavo, embutido de paté de hígado, *pastrami*, y salchicha de Bolonia *(bologna)*.

Cebollín

Esta es una variante de la familia de las cebollas, que tiene una base blanca que todavía no se ha convertido en un bulbo y hojas verdes que son largas y rectas. Ambas partes son comestibles. Son parecidos a los chalotes, y la diferencia es que los chalotes son más maduros y tienen el bulbo ya formado. Sinónimos: cebolla de cambray, cebolleta, cebollino. En inglés: *scallion*.

Chícharo

Esta es una semilla verde de una planta leguminosa eurasiática. Sinónimos: alverja, arveja, guisante, *petit pois*. En inglés: *pea*.

Col	*Véase* **Repollo**.
Donut	Un pastelito en forma de rosca que se leuda con levadura o polvo de hornear que se puede hornear pero que normalmente se fríe. Se usa un aparato especial para cortar un hueco en el centro del pastelito. Hay múltiples variedades de este pastelito; algunas se cubren con una capa de sustancias dulces como azúcar o chocolate, y otras se rellenen.
Ejotes	*Véase* **Habichuelas verdes**.
Estofado	*Véase* **Guiso**.
Filete de cerdo	El filete más suave cortado del trasero en el lomo primario corto del animal. El filete casi no tiene grasa o huesos. Sinónimos: lomo, solomillo. En inglés: *tenderloin*.
Frijoles	Una de las variedades de plantas con frutas en vaina del género *Phaselous*. Vienen en muchos colores: rojos, negros, blancos, etc. Sinónimos: alubias, arvejas, fasoles, fríjoles, habas, habichuelas, judías, porotos, trijoles. En inglés: *beans*.
Guiso	Para algunos hispanohablantes, esta es una comida horneada en un recipiente hondo. Otros latinos le llaman guiso a una comida, por lo general carne y vegetales, que se cocina a temperatura baja con poco líquido. Sinónimos: estofado. En inglés: *stew*.
Habichuelas	*Véase* **Frijoles**.
Habichuelas verdes	Estos son frijoles verdes, largos y delgados que forman parte de la dieta típica de los EE.UU. Sinónimos: ejotes, habichuelas tiernas. En inglés: *green beans* o *string beans*.
Judías	*Véase* **Frijoles**.
Lomo	Dependiendo del animal, el lomo proviene del área en ambas partes de la espina dorsal extendiendo desde el hombro hasta la pierna (para cerdo) o desde las costillas hasta la pierna (en res, cordero y ternera). En inglés: *loin*.
Lomo de espaldilla	Un corte grande de carne que viene del hombro del animal. En inglés: *shoulder roast*.

Maní   *Véase* **Cacahuate**.

Melocotón   Fruta originaria de la China que tiene un color
                     amarillo rojizo y cuya piel es velluda.
                     Sinónimo: durazno. En inglés: *peach*.

Merienda   Comida ligera entre las comidas principales del
                     día, sin importar ni lo que se come ni a la hora
                     en que se come. Sinónimos: Refrigerio,
                     bocadillo, bocadito, tentempié, botana. En
                     inglés: *snack*.

Olla para asar   Cualquier plato o cacerola de metal, cristal o
                     cerámica con una superficie grande, costados
                     bajos, y que no lleva tapa. Esta se usa para asar
                     alimentos en el horno. Sinónimos: charola. En
                     inglés: *roasting pan*.

Paleta   Un tipo de helado dulce que se vende montada
                     en un palito. Sinónimos: polo, chupete helado,
                     palito. En inglés: *Popsicle* o *pop*.

Panqueque   Un tipo de torta (vea de la definición de esta en
                     la página 175) delgada que se cocina en un
                     sartén o plancha engrasada y se dora en ambos
                     lados. Normalmente se hace de una masa
                     líquida hecha de trigo o harina de maíz, huevos
                     y mantequilla. Los panqueques son típicos de
                     la cocina estadounidense y se sirven con tocino
                     o salchichas. Sinónimos: crepe, crep, panqué.
                     En inglés: *pancake*.

Pastel   Masa de hojaldre horneada rellena de frutas en
                     conserva. Sinónimos: pay, pai, y tarta. En
                     inglés: *pie*.

Pimiento   Fruta de las plantas *Capsicum* que varía mucho en
                     cuanto a su color, sabor y textura. Los chiles
                     son las variantes picantes, y estos son imprescin-
                     dibles en la cocina mexicana. Otras variantes
                     incluyen el verde y rojo, los cuales se llaman
                     "ajíes" en algunos países y tienen forma de
                     campana. Sinónimos: ají, conguito, pimiento
                     morrón. En inglés: *chili pepper* para los chiles y
                     pepper para los pimientos en general.

Plátano   El plátano amarillo es una fruta con la piel amarilla
                     y sabor dulce. Los sinónimos para este fruta

son: banana, cambur, guineo, y topocho. En inglés: *banana*. El plátano o plátano macho es una fruta con la piel verde que tiene un alto contenido de almidón y azúcar. Cuando se madura, este plátano tiene un color marrón, casi negro, y entonces se le llama un plátano maduro. En inglés: *plantain*.

Porotos	*Véase* **Frijoles**.
Pot cheese	Un queso fresco y blando que básicamente es requesón pero que ha sido drenado por más tiempo y por tanto tiene una textura un poco más seca.
Repollo	Una planta cuyas hojas se agrupan en forma compacta y que se comen en distintas formas: hervidas, rellenas o crudas. Sinónimos: col. En inglés: *cabbage*.
Requesón	Un tipo de queso que no es seco que se hace de leche descremada. En inglés: *cottage cheese*.
Tazón	Recipiente cilíndrico sin asas usado para mezclar ingredientes, especialmente al hacer postres y panes. Sinónimos: recipiente, bol. En inglés: *bowl*.
Torta	Un postre horneado generalmente preparado con harina, mantequilla, edulcorante y huevos. Sinónimos: cay, cake, pastel, tarta, bizcocho, panqué, queque. En inglés: *cake*.
Vieiras	Cualquiera de la familia de moluscos de la familia *Pectinidae*. Las vieiras normalmente tiene dos cáscaras en forma de abanico y todas sus partes son comestibles. No obstante, en los Estados Unidos comúnmente sólo se vende el músculo aductor que une las dos cáscaras. Sinónimos: escalopes. En inglés: *scallops*.
Zucchini	*Véase* **Calabacín**.

ÍNDICE DE TÉRMINOS

Las páginas <u>subrayadas</u> indican que el texto aparece en un recuadro. Las páginas en *cursiva* se refieren a tablas.